T0133315

Kohlhammer

Jutta Kaltenegger

Lebensqualität in stationären Pflegeeinrichtungen fördern

Konzepte und Methoden für die Praxis

Verlag W. Kohlhammer

1. Auflage 2016

Alle Rechte vorbehalten
© W. Kohlhammer GmbH, Stuttgart
Gesamtherstellung: W. Kohlhammer GmbH, Stuttgart

Print:
ISBN 978-3-17-021430-9

E-Book-Formate:
pdf: ISBN 978-3-17-030823-7
epub: ISBN 978-3-17-030824-4
mobi: ISBN 978-3-17-030825-1

Inhalt

Für meine Eltern

Vorwort

Vorgespräch mit Hellmuth Beutel

Hellmuth Beutel: Du hast mit deinem Buch den Versuch unternommen, Pflege als eine kunstvolle Wissenschaft zu beschreiben. Beschreiben und auch darzustellen – konkret beschreiben, was möglich ist, aber auch die Offenheit darzustellen, was bei den Mitarbeitern in Heimen implizit als Werte in der Pflegearbeit erkennbar ist. Implizit meint die Haltungen – wie man auf Menschen zugeht – was nach meiner Meinung nicht messbar ist, aber spürbar. Und so definiere ich denn auch die kunstvolle Wissenschaft der Pflege als das, was explizit mitteilbar ist, und dann kommt dieses große, sehr wirksame Erfahrungswissen der Menschen zur Wirkung, die dort die Zuwendung, die Betreuung, die Pflege, sprich: die Arbeit mit diesen Menschen, die wir als pflegebedürftig bezeichnen, leisten.

Jutta Kaltenegger: Ich finde dieses Bild von der »kunstvollen Wissenschaft« sehr schön. Das würde man in der Pflege auch ganz ähnlich ausdrücken. Und dieses Bild ergibt sich aus der Tatsache, das hast Du schon sehr schön beschrieben, dass man bestimmte Dinge in der Pflege messen kann, aber den Großteil der Pflege nicht messen kann. Das ist einer der Gründe, warum ich den Begriff des Wohlbefindens oder der Lebensqualität so wichtig finde. Weil, die Qualität von Pflege objektiv zu messen, ist äußerst schwierig und nur in ganz wenigen Fällen möglich und auch nur durch ein sehr technisches Verfahren. Ich kann schon feststellen, ob eine Person vielleicht zu wenig gegessen oder getrunken hat.

Hellmuth Beutel: Ob sie einen Dekubitus hat.

Jutta Kaltenegger: Ja. Wobei der Dekubitus einer der relativ wenigen objektiven Anzeiger für Pflegequalität ist. Bei dem Thema Sturz ist es schwieriger, weil Menschen sich nicht immer für die Gesundheit entscheiden, sich auch nicht immer für die Gesundheit entscheiden können und der Bezugspunkt für die Arbeit aus Sicht der Pflegenden – und wohl aus Sicht der meisten Menschen – das Wohlbefinden der Person sein sollte. Und dann geht es nicht um die Erreichung irgendwelcher objektiver Idealzustände, die ich ja bei mir selber im Zweifel auch nicht erreichen kann, sondern darum, mit Menschen zu schauen: »Was ist Ihnen eigentlich wichtig? Wo sehen Sie Ihre Probleme? Worin können wir Sie als Pflegeperson unterstützen?« Und damit könnte man auch ein Stück aus diesen Bewertungsschemata aussteigen, die sich sehr stark an objektiven Parametern orientieren. Professionelle Pflege ist aber in erster Linie Beziehungsarbeit.

Hellmuth Beutel: Also ich führe das dann gleich weiter und übernehme die Kriterien, die wir in der Psychotherapie als Basiskriterien sehen und die vor vielen Jahren, aber immer noch sehr aktuell Carl Rogers erforscht hat. Das gilt uneingeschränkt auch für die Pflege. Erstens: Die Empathie, die Qualität der Einfühlung in die Welt, in die Gefühlswelt, in die Geschichte des zu Pflegenden. Dann die Haltung der Wertschätzung, die spürbar, aber nicht messbar ist. Und schließlich auch die Echtheit und Selbstkongruenz dessen, der diese Arbeit leistet. Und die Mitarbeiter, die in den Einrichtungen diese Arbeit leisten, brauchen gewisse Bedingungen, um sich als Person ganz in diesen Hilfeprozess, in diesen Pflegeprozess einzubringen. Ich nenne das eine personbezogene Unternehmenskultur und die hat gewisse Kriterien. Da nenne ich: Diese Einrichtung hat ethische, auch moralische Visionen. Dieses Unternehmen hat Integrität, hat herausfordernde Aufgaben, die erstens sehr stark personzentriert sind, dann mitarbeiterzentriert und drittens institutionszentriert. Diese Auflistung habe ich übernommen von Henry Ford, der das vor vielen Jahren für die Wirtschaft formuliert hat. Er hat sie die drei klassischen »Ps« genannt: »First person, then product, then profit«. Leider habe ich manchmal den Eindruck, dass heute diese Skala genau auf den Kopf gestellt wird, dass die Ökonomie diktiert und »first profit«, das heißt Gewinn und Wachstum geleistet werden muss. Und dann erst in der Folge die Mitarbeiter- oder Pflegebedürftigenzentrierung sichtbar wird.

Dann bin ich der Meinung, dass die Mitarbeiter im Rahmen einer Fehlerkultur arbeiten dürfen sollen, also die Vorgabe, keine Fehler machen zu dürfen, ist kontraproduktiv. Wenn menschliche Handlungen, menschliches Tun geleistet wird, passieren einfach Fehler, und in einer Fehlerkultur, gerade auch in der Pflege, sind Unterlassungen oder Versäumnisse immer wieder möglich. Aber sie gehören in eine Kultur hinein, in der das offen besprochen werden kann und als Verbesserungsvorschlag dann in der Diskussion ist. Meine These in einer Einrichtung war früher immer: »Ihr dürft Fehler machen, aber bitte jeden nur einmal«.

Dann finde ich es sehr wichtig, dass die Mitarbeiter Eigenverantwortung haben im Sinne der fraktalen Systeme, also gruppenbezogen, teambezogen arbeiten können, wo sie mit geringem äußeren Aufwand eigene Steuerung und eigene Verantwortung übernehmen. Das heißt, sie arbeiten und leben in einer erkennbaren Freiheit, haben Verantwortlichkeit, finden Anerkennung und Wertschätzung. Insgesamt sollte auch in einer Einrichtung das Merkmal sein, dass das Gesamtwohl im Gleichgewicht vor einzelnen Spitzenleistungen stehen soll, also gemeinwohlorientierte Dienstleistung des Einzelnen zum Menschen und auch zur Institution hin. Und im Endeffekt, das beschreibst Du auch, das geht in den Bereich des Messbaren, dass die Qualitätsentwicklung auch durch Zielvereinbarungen, die messbar und dokumentierbar sein können, festzustellen sind.

Diese Merkmale kommen aus meiner Sicht vor bei innovativen Organisationen mit stabilem, transformativem Leiten und Führen des Unternehmens und insgesamt nenne ich das eine personbezogene Dienstleistung, die als personbezogen sowohl dem pflegebedürftigen Menschen als auch dem Mitarbeiter dient.

Jutta Kaltenegger: Du hast jetzt ein sehr umfassendes und sehr komplexes Bild von einer bestimmten Organisationskultur aufgemacht, von der ich sagen würde, dass sie unumgänglich ist. Ich kann nur Lebensqualität und letztlich Pflegequalität produzieren, wenn ich auf die Person achte, wenn die Person im Mittelpunkt steht und nicht andere Dinge. Du hast gesagt, manchmal drehen sich die Wertigkeiten nach Deiner Meinung um, und heute wäre das »P« des Profits gelegentlich an erster Stelle. Ich denke, man kann da teilweise auch von ökonomischem Druck sprechen. Wobei sich der »Pflegemarkt« inzwischen sehr differenziert hat und es durchaus eine gewisse Zahl an Unternehmen gibt in der Pflege, die privat geführt sind und profitorientiert arbeiten, und ein anderer Teil versucht, kostendeckend zu arbeiten, sodass sich da eigentlich eine relativ komplexe ökonomische Situation ergeben hat, unter dem Druck möglichst kostensparend zu produzieren, weil die Preise ja nicht frei wählbar sind, sondern verhandelt werden. Und da fehlt mir ein »P«, wobei das ja in den anderen »Ps« drinsteckt, nämlich die »Professionalität des Managements« von Pflegeeinrichtungen. Ich glaube, dass man da noch viel machen kann.

Hellmuth Beutel: Ich nehme das gerne auf. Also Gewinnorientierung nein, Kostendeckung ja. Ich denke, wir haben auch Verantwortung für die Menschen, die die Kosten aufbringen durch Steuern, durch Pflegeversicherungsbeiträge. Also Kostendeckung ja, aber da und dort ist eben die Gewinnorientierung, mindestens als Gefahr, erkennbar und sollte wahrgenommen werden.

Liebe Jutta wenn ich es zusammenfassen darf, hast Du ein Buch geschrieben, das ein Handbuch für eine personbezogene Pflege geworden ist. Ich danke Dir für dieses Tun, und ich wünsche den Menschen, die es lesen, viele Anregungen und Impulse, die sie für diese personbezogene Pflege befähigen und unterstützen.

Der Begriff »Heim«

Das Wort »Heim« ist zwiespältig: Einerseits schwingt in dem Begriff der Aspekt von Vertrautheit mit. Man denkt an Geborgenheit, Gemütlichkeit, nach Hause kommen; an »Heimat«, »heimelig« oder »anheimelnd«. Jeder Mensch hat ein Heim oder wünscht es sich. Manche bringen es gar zum »Eigenheim«. Der Begriff »Heim« steht aber auch für Einrichtungen, in denen Menschen aufgrund von Krankheit, Behinderung oder Alter auf Dauer gepflegt oder betreut werden. In dieser Bedeutung von Heim schwingt immer auch der Gedanke an Institution mit: lange Gänge, Zeitdruck, Verlust von Autonomie, Abgeschlossenheit. Pflegeheime üben den alltäglichen Spagat zwischen den beiden Begriffsbedeutungen. Sie haben den Anspruch, Wohn- und Lebensraum zu bieten, vielleicht sogar »Heimat«. Sie versuchen, die Autonomie und Selbständigkeit von Bewohnern zu fördern und loten dabei in der stetigen Abwägung von Wünsch- und Machbarem die Grenzen institutioneller und auch finanzieller Zwänge aus. Leider wird diese in der Regel recht erfolgreiche Anstrengung der Heime in der Öffentlichkeit selten ausreichend gewürdigt. Das Image der Pflegeheime ist in den meisten Fällen schlechter als ihre tatsächliche Arbeit. Verstärkt wird das Negativimage der Heime regelmäßig durch Berichte über Pflegeskandale oder die Darstellung überforderter oder überlasteter Altenpflegerinnen seitens der Medien. So verwundert es nicht, dass die meisten älteren Menschen in Befragungen angeben, dass sie lieber in ihrer Häuslichkeit gepflegt werden möchten, anstatt in ein Pflegeheim überzusiedeln. Allerdings spiegelt die Realität der Medien den Alltag in Pflegeeinrichtungen nur verzerrt wider. Pflegeheime bieten eine Vielzahl an Potenzialen und Chancen, die Lebensqualität der Menschen, die dort leben, zu erhalten und zu fördern.

Das vorliegende Buch entstand vor dem Hintergrund meiner über 20-jährigen Berufserfahrung als Altenpflegerin in stationären Einrichtungen und einer gemeinsamen Forschungsarbeit zur Lebensqualität in Pflegeeinrichtungen im Rahmen meines Hochschulstudiums mit dem Abschluss Diplom-Pflegewirtin. Die Frage, wie die Lebensqualität von Menschen in stationären Einrichtungen verbessert werden kann, begleitet mich seit Beginn meiner beruflichen Laufbahn. So war es nur schlüssig, das Thema für meine Diplomarbeit zu wählen. In meiner damaligen Kommilitonin Gitta Grupp fand ich eine hervorragende Mitautorin und Sparringspartnerin für die Diplomarbeit. Antworten auf die Frage nach der Lebensqualität in Pflegeeinrichtungen fanden wir in der sich stetig verbreiternden Forschungsliteratur zu diesem Thema, in zwei Heimen und bei Bewohnerinnen und Bewohnern selbst, die uns Einblick gewährten in ihr Erleben und das, was ihr Leben als pflegebedürftige Person in einem Pflegeheim lebenswert macht.

Das Buch ist ein Praxisbuch. Es soll Perspektiven auf und für Lebensqualität in stationären Einrichtungen sichtbar machen; und es soll Praktiker und Leitungskräfte in der stationären Altenhilfe motivieren und ermutigen, die Potenziale für Lebensqualität in Pflegeeinrichtungen zu erkennen, herauszuarbeiten, zu entwickeln und in die öffentliche Diskussion einzubringen. Doch ohne theoretische Grundlagen kann es keine gute Praxis geben. Praxis ohne Theorie kann sich nicht begründen. Sie weiß nicht, woher sie kommt und wohin ihr Weg führen soll. In diesem Sinne ist es auch ein Theoriebuch. Es liefert Hintergründe und Faktenwissen aus der zugrunde liegenden Diplomarbeit und aus der aktuellen Lebensqualitätsforschung. Und es zeigt Wege auf, wie dieses Wissen in Praxis überführt werden kann. Dazu ist auch ein Blick auf das gesellschaftliche Umfeld und die Rahmenbedingungen nötig, denn natürlich ist gute Praxis auch das Resultat einer ausreichenden Finanzierung des professionellen Engagements, das Praktiker und Leitungskräfte Tag für Tag für die Lebensqualität pflegebedürftiger Menschen in stationären Einrichtungen erbringen.

Die theoretische Heranführung und Einführung in das vielschichtige Thema Lebensqualität bildet den ersten Teil des Buchs. Dabei werden kurz die Rahmenbedingungen von Pflege beleuchtet und die Entwicklungsgeschichte der Lebensqualität historisch nachgezeichnet. Kapitel 4 bietet einen Überblick über die aktuelle Forschung innerhalb der unterschiedlichen Wissenschaftsrichtungen, die sich der Lebensqualität widmen. Dabei zeichnet sich ab, dass eine sozialwissenschaftliche Herangehensweise Lebensqualität eher an objektiven Lebensbedingungen orientiert, wie der Gesundheit oder dem sozioökonomischen Status. Und dass die Psychologie und die Gesundheitswissenschaften Lebensqualität eher aus der Sicht der betroffenen Person beleuchten. Für die Perspektive auf die Lebensqualität in Pflegeeinrichtungen sind beide Herangehensweisen bedeutsam. Deshalb werden im Anschluss daran integrative Ansätze von Lebensqualität vorgestellt, die auch in der Gerontologie eine große Rolle spielen. Kapitel 5 widmet sich dem Thema Demenz und Lebensqualität und schließt den theoretischen Teil des Buchs ab.

Das Kapitel 6 fungiert gewissermaßen als Scharnier zwischen Theorie und Praxis. Hier stelle ich ausführlich die sechs Dimensionen für Lebensqualität vor, die ein wesentliches Ergebnis unserer Diplomarbeit darstellen. Die Dimensionen stammen aus der wissenschaftlichen Literatur zum Thema Lebensqualität in Pflegeeinrichtungen und wurden in den Bewohnerinterviews bestätigt. Sie sind somit eine wissenschaftlich fundierte Folie für die Beschreibung der objektiven Lebensqualität in Pflegeeinrichtungen. Der zweite Teil des umfassenden Kapitels widmet sich dem subjektiven Wohlbefinden der Bewohnerinnen und Bewohner, denn Lebensqualität wird im vorliegenden Buch als Ergebnis aus objektiven Lebensbedingungen und subjektiver Bewertung und Wahrnehmung gesehen. In diesem Teil werden die Ergebnisse der Bewohnerinterviews aus der Diplomarbeit vorgestellt, und es wird deutlich, wo die Grenzen der Beeinflussung des subjektiven Wohlbefindens durch bestimmte Merkmale einer Einrichtung liegen.

Kapitel 7 ist das Praxiskapitel. Es bietet Pflegeeinrichtungen einen Werkzeugkasten an, um das Thema Lebensqualität in stationären Einrichtungen umzusetzen. Hier bekommen Einrichtungen Anregungen zu den Dimensionen und werden die Instrumente zur Ermittlung der objektiven Lebensqualität und des subjektiven Wohlbefindens von Bewohnern vorgestellt, die aus der Diplomarbeit hervorgegangen sind. Auf diese Weise können Einrichtungen sich ganz praktisch an die Bewertung, Darstellung und Förderung der Lebensqualität von Bewohnerinnen und Bewohnern machen.

1 Einleitung

1.1 Der Kuchen und seine Stücke: Pflege zwischen Markt, Staat und Familie

- *Pflege ist teuer.* Ein Heimplatz kostet aktuell in der Bundesrepublik Deutschland etwa 2.500 bis 4.500 €. Davon finanziert die Pflegeversicherung, je nach Pflegestufe, zwischen 1.064 und 1.612 €. Den Restbetrag müssen die pflegebedürftigen Menschen und teilweise auch deren Familien selbst aufbringen. Reicht das Geld nicht aus, werden Pflegeheimbewohner am Ende ihres Lebens unfreiwillig zu Sozialhilfeempfängern.

Der Preis von Pflege

- *Pflege ist billig.* Der Anteil der Ausgaben für Pflege am Bruttoinlandsprodukt (BIP) liegt in Deutschland unterschiedlichen Statistiken zufolge zwischen 0,15 und 0,9 %. Der Pflegewissenschaftler Prof. Dr. Michael Isfort beziffert den Anteil der staatlichen Ausgaben für Pflege am BIP auf 0,2 %. In Schweden liegt dieser Anteil laut Isfort mit 2,0 % zehnmal darüber. Deutschland zählt im internationalen Vergleich zu den Ländern mit dem höchsten Anteil an 65-Jährigen und Älteren. Im Verhältnis dazu befinden sich die staatlichen Ausgaben für Pflege auf einem vergleichsweise sehr niedrigen Niveau, sodass Pflegewissenschaftler von einer Unterfinanzierung der Pflege sprechen. Abbildung 1 verdeutlicht den Zusammenhang im europäischen Vergleich.

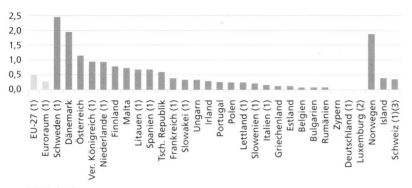

Abb. 1:

Anteil der Ausgaben für Altenpflege am Bruttoinlandsprodukt (BIP) der EU-Länder in den Jahren 2007 und 2008 (Quelle: Eurostat, Online-Datencode: spr_exp_fol)

(1) Vorläufig.
(2) Nicht verfügbar: Die Ausgaben wurden zusammen mit ähnlichen Leistungen unter der Funktion „Invalidität/Gebrechen" erfasst, da die Aufgliederung nach Alter und Invalidität nicht verfügbar war.
(3) 2008.

Lebensqualität in Pflegeeinrichtungen ist eine Leistung der Heime. Doch wird man den Heimen nicht gerecht, wenn man die Lebensqualität pflegebedürftiger Menschen in Pflegeeinrichtungen ausschließlich am Outcome der Einrichtungen selbst festmacht. Heime als »Produzenten« von Lebensqualität produzieren diese unter bestimmten Bedingungen und Voraussetzungen, über die sie nicht selbst bestimmen. Sie handeln innerhalb eines festgelegten Rahmens. Diesen Rahmen gestaltet in der Bundesrepublik der Staat, indem er die Produktionsbedingungen und die Zuteilung finanzieller Ressourcen gesetzlich festlegt. Für ein umfassendes Verständnis von Lebensqualität in Pflegeheimen ist es daher unausweichlich, zunächst einen Blick auf den Rahmen zu werfen, innerhalb dessen Pflegeeinrichtungen Lebensqualität produzieren. Dabei ist es sinnvoll, zunächst die Frage nach der Aufgabenverteilung zwischen dem Sozialstaat, dem freien Markt und den Familien in den Blick zu nehmen. Und damit zunächst die Frage, weshalb der Staat überhaupt regulierend in die Erbringung von Pflegeleistungen eingreift?

Der vollkommene Markt

Adam Smith (1723–1790) gilt als Begründer der Nationalökonomie. Seiner Wirtschaftstheorie zufolge regulieren sich freie Märkte durch das Wirken von vier Prinzipien auf so vollkommene Weise selbst, dass als Ergebnis das größtmögliche Glück aller herauskommt. Diese vier Prinzipien sind:

- *Das Prinzip des freien, uneingeschränkten Tausches:* Märkte funktionieren am besten, wenn das Prinzip des freien Handels nicht durch staatliche oder sonstige Regulationen beschränkt wird.
- *Das Prinzip der vollkommenen Konkurrenz:* Der Wettbewerbsgedanke geht davon aus, dass im freien Spiel aus Angebot und Nachfrage zum Wohle aller Marktteilnehmer die beste Kombination aus Preis und Leistung einer Ware entsteht.
- *Das Prinzip des Eigennutzes:* Menschen streben nach ihrem eigenen Nutzen. Doch sie werden in ihrem Eigeninteresse gezwungen, für andere nützlich zu sein und somit die Gemeinschaft zu fördern.
- *Das Prinzip der unsichtbaren Hand:* Märkte regulieren sich vor dem Hintergrund der vorher genannten drei Prinzipien selbst. Der Markt zwingt Menschen nicht zu einem bestimmten Verhalten, legt aber zur Wahrung ihres Eigeninteresses ein bestimmtes Verhalten nahe. Wenn Ein Bäcker beispielsweise aus Eigennutz drei Euro für eine Brezel verlangt, werden die Käufer andere Bäcker aufsuchen, um ihren Appetit auf eine Brezel zu stillen.

Leider sind Märkte nicht vollkommen

Die Theorie von Adam Smith klingt zunächst überzeugend. Leider gibt es damit ein paar Probleme. Was bei einer Brezel im Prinzip funktioniert, wird bei Leistungen wie beispielsweise Bildung, Gesundheit oder der Absicherung privater Lebensrisiken schwierig. Warum ist das so? Menschen verhalten sich bei Kaufentscheidungen nicht immer rational. Vielleicht haben sie zu wenige Informationen oder sie verstehen komplexe Wirkungszusammenhänge nicht. Möglicherweise besteht auf Seiten der Verkäufer eine besondere Marktmacht, etwa bei Benzin. Oder Konsumenten sind in besonderer Weise abhängig und können keine souveränen Kaufentscheidungen treffen, etwa bei Gesundheits- und Pflegeleistungen.

Wenn bei Gütern die Gesetze des freien Marktes nicht ohne Weiteres funktionieren, greifen Staaten regulierend ein. Solche Güter werden meritorische Güter genannt. Meritorische Güter sind Güter, die ein Mensch unabhängig von seiner individuellen Leistung verdient. Die Einschätzung darüber, welche Güter als meritorisch gelten, unterscheidet sich innerhalb der Staaten sehr stark und kann sich im Laufe der Zeit verändern. Üblicherweise zählen Bildung, Kultur, Verkehrswege, Gesundheit und die Absicherung von Lebensrisiken zu den meritorischen Gütern und werden entweder direkt durch den Staat zur Verfügung gestellt oder staatlich finanziert oder subventioniert.

Die Entscheidungen darüber, in welchem Ausmaß und in welchem Bereich der Staat regulierend in das Marktgeschehen eingreift, fallen sehr unterschiedlich aus. Der schwedische Wohlfahrtsforscher Gösta Esping-Andersen unterscheidet drei unterschiedliche Typen von Wohlfahrtsstaaten. Der liberale Wohlfahrtsstaat ist geprägt durch einen hohen Anteil privater Absicherung von Lebensrisiken und einen geringen Anteil sozialstaatlicher Leistungen. Sozialleistungen fallen in liberalen Wohlfahrtsstaaten eher gering aus und genießen ein geringes Ansehen. Der freie Markt soll durch seine ihm eigenen Kräfte die Wohlfahrt der Bürger befördern. Erst wenn der Markt scheitert, greift der Staat regulierend ein. Beispiele für ein solches liberales Wohlfahrtsmodell sind die USA, Kanada oder Australien.

Hilf Dir selbst: Der liberale Wohlfahrtsstaat

Dem gegenüber steht der sozialdemokratische Wohlfahrtsstaat. Hier wird Gleichheit auf höchstem Niveau angestrebt. Wohlfahrtsstaatliche Leistungen begründen sich in diesem System auf den universellen Bürgerrechten und nicht auf einem Leistungsanspruch aus einem Sozialversicherungsverhältnis, wie es beispielsweise in der Bundesrepublik der Fall ist. Zudem wird die Unabhängigkeit des Einzelnen von der Familie gefördert. Soziale Leistungen werden nicht in erster Linie an die Familie übertragen, sondern als soziale Dienste öffentlich angeboten. Dies betrifft beispielsweise die Kinderbetreuung und die Pflege und Betreuung Pflegebedürftiger. Für Frauen bedeutet dies, dass sie sich eher für eine Vollerwerbstätigkeit entscheiden können. Frauen profitieren zudem davon, dass der sozialdemokratische Wohlfahrtsstaat zur Erreichung der Vollbeschäftigung ein umfassendes Netz sozialer Einrichtungen mit einem hohen Professionalisierungsgrad vorhält, das einerseits die Betreuungs- und Sorgeaufgaben erfüllt, die sonst der Frau zufallen würden, und das andererseits Arbeitsplätze innerhalb eines professionellen Dienstleistungssektors bietet. Beispiele für den sozialdemokratischen Wohlfahrtsstaat sind die nordeuropäischen Länder, besonders Schweden.

»Vater Staat«: Der sozialdemokratische Wohlfahrtsstaat

Den dritten Typus von Wohlfahrtsstaat repräsentiert die Bundesrepublik. Das sogenannte konservative Wohlfahrtsmodell stellt in gewisser Weise einen Mittelweg zwischen den beiden anderen Wohlfahrtstypen dar. Das konservative Modell setzt auf das Subsidiaritätsprinzip. Dies bedeutet konkret, dass der Staat in erster Linie auf das »Solidarsystem Familie« setzt

Die Familie macht's: Der konservative Wohlfahrtsstaat

und erst in zweiter Instanz auf gesamtgesellschaftliche Solidarität. Dies funktioniert jedoch nur bei einer konservativen Arbeitsteilung der Familien: Der Mann ernährt als Hauptverdiener die Familie, während die Frau unentgeltlich die familiären Fürsorgeaufgaben übernimmt. Hier wird der enge Zusammenhang zwischen Familienpolitik und Sozialpolitik deutlich: Das Ehegattensplitting und die Ungleichverteilung der Einkommen von Männern und Frauen sowie der mehr als zögerliche Ausbau einer flächendeckenden Kinderbetreuung in Deutschland festigen die konservative Arbeitsteilung. Mit Einführung der Pflegeversicherung im Jahr 1995 wurde der Vorrang der häuslichen vor der institutionellen Pflege gesetzlich untermauert, das heißt, die Aufgabe der Pflege wurde explizit in der Familie, sprich: bei der Frau verankert.

Ziel der konservativen Wohlfahrtspolitik ist es, so die Politikwissenschaftlerin Cornelia Heintze, die Kosten für die Pflege möglichst gering zu halten. Tatsächlich sind die staatlichen Ausgaben für Pflege seit Einführung der Pflegeversicherung gesunken, wie die Statistik in Abbildung 2 zeigt.

Abb. 2:
Entwicklung des Anteils der Ausgaben für Altenpflege am BIP in Deutschland (Quelle: statista)

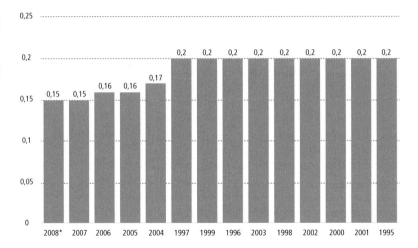

Merkmale des konservativen Wohlfahrtsmodells

Der konservative Wohlfahrtsstaat ist durch einige besondere Merkmale gekennzeichnet. Dies wird am Modell der Pflegeversicherung gut deutlich:

- Der Vorrang von informeller vor professioneller Pflege ist im Grundsatz »ambulant vor stationär« gesetzlich verankert. Das Pflegegeld soll einen finanziellen Anreiz für innerfamiliäre Pflegearbeit setzen.
- Der Pflegebedürftigkeitsbegriff in der Pflegeversicherung ist eng definiert, sodass längst nicht jeder Hilfebedarf, den eine Person aufweist, zu einem Anspruch aus der Pflegeversicherung führt.
- Der Katalog der Pflegesachleistungen ist stark begrenzt und verrichtungsorientiert. Zudem sind die Leistungen der Pflegeversicherung bud-

getiert, sodass sie in der Regel zur Finanzierung einer umfassenden professionellen Pflege nicht ausreichen.

- Aus dem eng definierten Pflegebedürftigkeitsbegriff und dem verrichtungsbezogenen Pflegeleistungskatalog lässt sich keine Begründung für eine professionelle Pflege ableiten. Sowohl pflegenden Angehörigen als auch ausgebildeten Pflegepersonen fällt es schwer zu definieren, was professionelle Pflege von Laienpflege unterscheidet, tun doch beide Parteien, abgesehen von Maßnahmen der Behandlungspflege, scheinbar dasselbe.
- Für pflegerische Laien ist die zersplitterte Anbieterstruktur aus gemeinnützigen, privat-gewerblichen und öffentlichen Anbietern schwer zu überblicken, sodass es immer wieder zu Versorgungslücken kommt.
- Es gibt eine starke Tendenz hin zu einem »grauen Pflegemarkt«, in dem zumeist osteuropäische Frauen ohne hinreichende Qualifikation oder Sprachkenntnisse unter teils unwürdigen Bedingungen und im teilweise rechtsfreien Raum Pflege und Betreuungsdienste erbringen.

1.2 Alles inklusive: Die Finanzierung stationärer Pflege

Es ist nicht leicht zu glauben, dass die stationäre Pflege eine ökonomisch besonders günstige Versorgungsform darstellt, wenn man sich die Preise der Heime vor Augen führt. Ein Pflegeplatz kostet in der Bundesrepublik je nach Pflegestufe etwa 2.500 bis 4.500 €. Die Kosten setzen sich zusammen aus … | Zusammensetzung von Heimkosten

- … dem Entgelt für die Pflege: Dieses umfasst alle Pflegeleistungen aus dem Bereich der Grundpflege. Ebenfalls darin enthalten sind Leistungen der Behandlungspflege, die in Pflegeeinrichtungen nicht gesondert bei der Krankenkasse geltend gemacht werden dürfen, sowie Leistungen der Sozialen Betreuung, die nicht unter den § 87 B fallen.
- … den Kosten für Unterkunft und Versorgung: Hierunter fallen Kosten für Einkauf und Zubereitung der Mahlzeiten sowie Getränke, Unterkunft, Reinigung und Instandhaltung.
- … Investitionskosten: bestehen aus Kosten für Bau, Renovierung und Umbauten.

Die Kosten für Unterkunft und Verpflegung, Investitionen und Zusatzleistungen trägt der Pflegebedürftige selbst. Hierbei ist jedoch zu bedenken, dass Kosten für Essen und Miete auch dann anfallen, wenn ein pflegebedürftiger Mensch zu Hause lebt. Eine kleine Rechnung stellt dar, was angesichts der hohen totalen Beträge, die ein Heimplatz kostet, mit günstig gemeint ist. Die Entgelte für stationäre Pflege, also der Beitrag der Pflegeversicherung, sind in Tabelle 1 aufgeführt.

Tab. 1:
Pflegesätze stationär

	im Monat (30 Tage)	pro Tag
Pflegestufe 1	1.064 €	35,47 €
Pflegestufe 2	1.330 €	44,33 €
Pflegestufe 3	1.612 €	53,73 €

Der Tagessatz enthält alle pflegerischen Maßnahmen, die in 24 Stunden an einem Heimbewohner geleistet werden. Zum Vergleich: Eine große Toilette durch eine Pflegefachkraft kostet als ambulante Leistung etwa 24 €, eine kleine Toilette etwa 16 €, Hilfe bei Ausscheidungen etwa 10 €, Lagerung und Mobilisation jeweils 5 €, Hilfe bei der Nahrungsaufnahme etwa 16 €.

Die jeweilige Pflegestufe, die eine pflegebedürftige Person erhält, errechnet sich aus den Zeiten, die für hauswirtschaftliche Verrichtungen und die sogenannte Grundpflege notwendig sind.

- In der Pflegestufe 1 sind dies mindestens 90 Minuten, dabei müssen mindestens 45 Minuten auf die Grundpflege entfallen.
- In der Pflegestufe 2 sind es mindestens 180 Minuten, dabei müssen mindestens 120 Minuten auf die Grundpflege entfallen.
- In der Pflegestufe 3 sind es mindestens 300 Minuten, wobei mindestens 240 Minuten auf die Grundpflege entfallen müssen.

Pflege im Heim ist vergleichsweise billig

Um unsere Rechnung fortzusetzen: Eine alte Dame in der Pflegestufe 1 nimmt jeden Morgen eine große Toilette durch einen ambulanten Pflegedienst in Anspruch. Die Kosten für die Pflege belaufen sich auf *24 € täglich und 720 € monatlich*. Der Zustand der alten Dame verschlechtert sich. Sie benötigt nun auch abends eine kleine Toilette und zweimal täglich Hilfe bei den Ausscheidungen. Nun belaufen sich die Kosten für die ambulante Pflege auf *60 € täglich und 1.800 € monatlich*. Obwohl dieser Hilfeumfang noch gut mit der Pflegestufe 1 zu vereinbaren ist, sind an diesem Punkt bereits die Kosten für die stationären Pflegesätze in der Stufe 3 überschritten.

In diese Beispielrechnung sind Fahrtpauschalen, Investitionskosten, Ausbildungspauschale und Wochenendzuschläge, die ambulante Dienste berechnen, noch nicht eingerechnet. Zudem hat unsere alte Dame ihre Miete, einschließlich Energiekosten und die Kosten für Lebensmittel zu tragen und sie ist nicht rund um die Uhr versorgt. Würde sie ein Hausnotrufsystem beanspruchen, kämen noch monatliche Kosten zwischen 60 und 70 € hinzu; wenn sie den Notruf betätigt, eine Pauschale von jeweils etwa 40 €. Was ich damit ausdrücken möchte: Pflege ist immer mit hohen Kosten verbunden. Der Vergleich macht deutlich, dass stationäre Versorgung ab einem gewissen Pflege- und Betreuungsbedarf die billigste Versorgungsform darstellt.

Eine weitere Rechnung verdeutlicht, dass Pflege im Heim wesentlich geringer vergütet wird als im ambulanten Bereich (▶ Tab. 2). Zu diesem Zweck werden die Vergütungen für Pflege auf Stunden umgerechnet.

Pflegestufe	Zeitlicher Anspruch	Euro/Tag	Stundenwert
1	45 Minuten	34,1 €	34,1 €
	119 Minuten		21,3 €
2	120 Minuten	42,7 €	21,3 €
	239 Minuten		12,9 €
3	ab 240 Minuten	51,7 €	12,9 €

Tab. 2:
Stundenpreise
stationäre Pflege

Zum Vergleich: Eine große Toilette im ambulanten Dienst durch eine Fachkraft kostet etwa 24 € und dauert 25 Minuten. Hochgerechnet auf eine Stunde ergibt dies einen Wert von rund 50 €. Bei einer Hilfskraft sind es immer noch rund 33 €.

Interessant ist zudem, dass sich die Vergütung pflegerischer Leistungen nicht nur deutlich von der im ambulanten Bereich abhebt. Sie variiert auch innerhalb der Pflegestufen. Die Pflegeminuten der drei Pflegestufen stehen im Verhältnis: *1 zu 2,6 zu 2*. Die Vergütung der Pflegestufen steht im folgenden Verhältnis: *1 zu 1,25 zu 1,21*. Die Gesundheitsökonomen Güntert und Thiele bemerken hierzu in ihrem Aufsatz »Gibt es eine Unterfinanzierung der Pflege?« (vgl. Bauer und Büscher 2008), dass für den Bereich der Pflegeversicherung offenbar nicht die Aussage gelte, dass Geld der Leistung folge, sondern dass zwischen der Leistung, dem Pflegeaufwand und der finanziellen Abgeltung eine erhebliche Lücke klaffe.

1.3 Die Geburt der Pflege aus dem Geist des konservativen Wohlfahrtsmodells

Die Pflegeversicherung verspricht pflegebedürftigen Personen, die einen Anspruch auf Pflegeleistungen haben, eine qualitativ hochwertige Pflege auf dem Stand der aktuellen pflegewissenschaftlichen Erkenntnisse. Pflegeeinrichtungen verpflichten sich zur Erbringung dieser wissenschaftlich begründeten, professionellen Pflege, wenn sie einen Versorgungsvertrag mit den Pflegekassen abschließen. Doch was ist professionelle, wissenschaftlich begründete Pflege und welche Handlungen umfasst sie? In der Öffentlichkeit und auch innerhalb unserer Berufsgruppe wird Pflege oft als das verstanden, was Pflegepersonen an der pflegebedürftigen Person unmittelbar »tun«. Altenpflegerinnen und -pfleger waschen pflegebedürftige Personen, sie bringen sie zur Toilette und unterstützen sie beim Essen und Trinken. Dieser verrichtungsorientierte Blick auf Pflege resultiert aus dem eng gefassten Pflegebedürftigkeitsbegriff der Pflegeversicherung. Pflegebedürftig sind demnach

Der Pflegebedürftigkeitsbegriff ist eng gefasst

»Personen, die wegen einer körperlichen, geistigen oder seelischen Krankheit oder Behinderung für die gewöhnlichen und regelmäßig wiederkehrenden Verrichtungen im Ablauf des täglichen Lebens auf Dauer, voraussichtlich für mindestens sechs Monate, in erheblichem oder höheren Maße« der Hilfe bedürfen.

Der enge und verrichtungsorientierte Pflegebegriff führt bei pflegebedürftigen Personen zu Versorgungslücken, da er sich nicht am Bedarf der pflegebedürftigen Person orientiert, sondern an einem Katalog budgetierter Leistungen. Solche Leistungen, die nicht in diesem Leistungskatalog verankert sind, werden nicht vergütet. Dies sind beispielsweise:

Viele pflegerischen Leistungen werden nicht vergütet

- fallbezogene Informationssammlung
- Planung des pflegerischen Angebots gemeinsam mit der betroffenen Person und ggf. deren Angehörigen
- komplexes Krankheitsmanagement insbesondere chronischer Erkrankungen
- Beratung zu gesundheitlichen, versorgungsorganisatorischen und pflegerischen Fragestellungen
- Unterstützung in der Bewältigung von Krankheit und Pflegebedürftigkeit
- fallbezogene Koordination des gesamten pflegerischen, therapeutischen und medizinischen Versorgungsmanagements
- Krisenintervention und Sterbebegleitung
- die Durchführung fallbezogener und bedarfsgerechter Maßnahmen aus dem Bereich der Grundpflege (Auch »waschen« kann nicht jeder, was schnell deutlich wird, wenn man bedenkt, welch unterschiedliche Herangehensweisen etwa die Körperpflege einer demenzkranken Person im Vergleich zu einer Person mit den Folgen eines Schlaganfalls erfordert)
- die Erfolgskontrolle der durchgeführten Pflege

Für diese Angebote besteht jedoch auf Seiten der pflegebedürftigen Personen ein hoher Bedarf. Im hohen Lebensalter sind die Zufriedenheit mit der eigenen Gesundheit, das Vorhandensein einer Pflegebedürftigkeit und das Leben in einer Pflegeeinrichtung relativ sichere Vorhersagefaktoren für die subjektive Lebensqualität. Der Verlust der Gesundheit, der Selbständigkeit und die Übersiedlung in eine Pflegeeinrichtung wirken sich mit hoher Wahrscheinlichkeit negativ auf das Wohlbefinden einer Person aus. Ein Einzug ins Heim bedeutet immer den völligen Verlust des gewohnten Lebensalltags, und er resultiert fast immer daraus, dass die Person ihren Alltag in der eigenen Häuslichkeit nicht mehr bewältigen konnte. Menschen, die in eine Pflegeeinrichtung einziehen, befinden sich in aller Regel an einem fortgeschrittenen Entwicklungspunkt einer oder mehrerer chronischer Krankheiten, in deren Verlauf sie Alltagskompetenzen und die Fähigkeit zur Selbstversorgung verloren haben. Das bedeutet, dass sich pflegerische Maßnahmen nicht im luftleeren Raum abspielen, sondern immer im engen Kontext einer gesundheitlichen Gesamtsituation und deren Verarbeitung durch die Person gesehen werden müssen.

Es geht in der professionellen Pflege demnach nicht darum, eine pflegebedürftige Person jeden Morgen von Kopf bis Fuß zu waschen, weil sie sich selbst vermeintlich oder tatsächlich nicht mehr waschen kann, so wie es der Leistungskatalog der Pflegeversicherung vorsieht. Es geht vielmehr darum, gemeinsam mit der betreffenden Person herauszufinden, auf welche Weise ihre gesundheitliche Situation ihr Leben, ihr Wohlbefinden und ihre Alltagsbewältigung beeinflusst und welche Ziele und welches pflegerische Angebot daraus mit und für sie abgeleitet werden können. Professionelle Pflege orientiert sich nicht an Verrichtungen, sondern an Personen, ihren Bedürfnissen und ihrem pflegerischen Bedarf. Sie sollte zudem theoriegeleitet und wissenschaftlich fundiert sein. Die Pflegeversicherung verspricht und fordert solch eine professionelle Pflege, vergütet jedoch nur Verrichtungen.

Pflege ist mehr als »Waschen«

Seit dem späten Beginn der Verwissenschaftlichung von Pflege in der Bundesrepublik sind Pflegende zudem mit einem enormen Wissenszuwachs konfrontiert. Das Pflegewissen veraltet inzwischen innerhalb eines Zeitraums von drei bis fünf Jahren. Stetig kommt neues Wissen aus neuen Gebieten hinzu. Die Entwicklung von Expertenstandards ist hierfür nur ein prominentes Beispiel. Neben diesem Expertenwissen müssen professionell Pflegende über ein Repertoire an fachpraktischen Kompetenzen verfügen, das therapeutische Konzepte, wie Kinästhetik oder Bobath, enthält. Überdies müssen sie in der Lage sein, sowohl ihr Wissen als auch ihre Kompetenzen auf die spezielle Bedürfnis- und Bedarfslage einer Person hin anzuwenden.

Zusammengefasst werden pflegerische Leistungen auf hohem professionellem Niveau von der Pflegeversicherung eingefordert und deren Umsetzung durch den Medizinischen Dienst der Krankenkassen in jährlichen Qualitätsprüfungen kontrolliert. Um nur ein Beispiel zu nennen: Seit Einführung des sogenannten Pflegeweiterentwicklungsgesetzes sind Pflegeeinrichtungen gehalten, sechs Expertenstandards umzusetzen. Diese Maßnahmen sind mit einem immensen Aufwand an Bildung, Organisation und Zeit verbunden. In der Vergütung stationärer Pflege wird keine dieser zentralen Maßnahmen zur Qualitätsentwicklung berücksichtigt. Die Pflegekräfte in den Einrichtungen versuchen dem professionellen Anspruch nachzukommen, so gut es vor dem wirtschaftlichen Hintergrund und einer im europäischen Vergleich prekären Ausbildung im Bereich Altenpflege eben geht. In der Praxis führt dies zu der bekannten Arbeitsverdichtung und deren auf breiter Basis diskutierten Folgen für die Attraktivität des Pflegeberufs.

1.4 Fazit

Stellen Sie sich vor, die Bundesregierung beschlösse, die Preise für Neuwagen auf einem Niveau von 50 % der tatsächlichen bisherigen Preise zu deckeln. Leistungen zur Forschung und Entwicklung neuer Modelle und zur Qualitätssicherung sowie zur Organisation und Planung der Produktion dürften dabei in der Preisgestaltung nicht mehr berücksichtigt werden. Der Beruf des Mechatronikers wäre deutlich schlechter bezahlt als heute. Aufgrund der zunehmenden Arbeitsverdichtung und der geringeren Bezahlung würde der Beruf an Attraktivität verlieren, und die Automobilhersteller wären gezwungen, zunehmend auf geringqualifizierte Kräfte zurückzugreifen, damit die Produktion aufrechterhalten werden kann. Dazu müsste die Produktionskette so wie früher strikt entlang des tayloristischen Modells gestaltet werden. Die Fabrikarbeiter würden, so wie Charly Chaplin in dem Film »Moderne Zeiten«, am Band stehen und immer die gleiche Verrichtung durchführen. Trotz der vereinfachten Arbeitsschritte käme es immer wieder zu Produktionsmängeln und Rückrufaktionen. Das Vertrauen der Bürger in die Automobilindustrie und deren Ansehen in der Gesellschaft würden stark sinken. Aus diesem Grund würde das Verbraucherministerium Qualitätskontrollen mit einem »transparenten« Bewertungssystem nach Noten einführen. Zur Beruhigung der »Verbraucher« würde jedoch niemals eine Bewertung vergeben, die schlechter ist als eine 2,0. Eine völlig absurde Vorstellung. Aber leider nur in der Automobilindustrie.

Für die meisten Pflegenden zeigt sich die Realität von Pflege als das, was sie täglich in ihrer Arbeit erfahren. Neben den vielen bereichernden Erlebnissen, die Pflege zu einem schönen und erfüllenden Beruf machen, ist dies das Erleben von Arbeitsverdichtung, Zeitdruck und dem Gefühl, den Anforderungen, die die pflegebedürftigen Menschen an sie stellen, nur sehr begrenzt gerecht werden zu können. Diese Realität scheint einer gewissen Naturgesetzlichkeit zu folgen. Ein Blick auf die Faktoren und Bedingungen, innerhalb derer Pflege geleistet wird, macht deutlich, dass diese Realität etwas Geschaffenes ist und auf Entscheidungen beruht. Diese Entscheidungen könnten auch ganz anders getroffen werden. Ein Lösungsansatz für die Probleme, vor denen Pflege steht, liegt in der Umsetzung des neuen Pflegebedürftigkeitsbegriffs, der bereits seit Jahren vorliegt und dessen Erprobung im Jahr 2008 erfolgreich abgeschlossen wurde. Pflegebedürftig sind demnach Menschen,

> *deren Selbständigkeit bei Aktivitäten im Lebensalltag, beim Umgang mit Krankheiten oder bei der Gestaltung wichtiger Lebensbereiche aus gesundheitlichen Gründen dauerhaft oder vorübergehend beeinträchtigt ist.«*

Ab 2017 soll der neue Pflegebedürftigkeitsbegriff nun endlich umgesetzt werden. Dies könnte weitreichende Folgen für pflegebedürftige Personen und die Pflege haben. Die Begutachtung von Pflegebedürftigkeit orientiert sich dann nicht mehr rein am funktionalen Status einer Person, sondern auch an psychosozialen Bedarfen. Dadurch würde sich der Kreis der Pflegebedürftigen erweitern und auch die Bedarfe, die durch Pflege beantwortet werden müssten.

Allerdings wird die Einführung eines erweiterten Pflegebedürftigkeitsbegriffs nur dann zu einer deutlichen Verbesserung der Situation pflegebedürftiger Personen führen, wenn sich die Qualifikation von Pflegefachpersonen in Richtung einer Professionalisierung entwickeln und um psychologische und sozialpädagogische Kompetenzen erweitern würde. Zudem ist es mit einer Erweiterung des Pflegebedürftigkeitsbegriffs nicht getan. Für bestehende Bedarfe muss es auch eine Vergütungsstruktur geben, die Leistungen abbildet und angemessen vergütet. Wenn in den stationären Einrichtungen wie bisher alle Leistungen pauschal über Tagessätze vergütet werden, dürfte eine qualitativ und quantitativ verbesserte Pflege weiterhin nicht refinanziert sein und sich somit für die Bewohnerinnen und Bewohner in den Einrichtungen nichts ändern. So kann man nur hoffen, dass die Verantwortlichen Politiker im Bund und in den Ländern endlich auch Geld in die Hand nehmen. Vor dem Hintergrund einer Altenpflege mit dem Fokus auf Lebensqualität wäre diese Entwicklung überaus wünschenswert.

2 Der Begriff Lebensqualität

2.1 Geschichte des Lebensqualitätsbegriffs

Lebensqualität: Ein
junges Wort mit langer
Geschichte

Wenn man Menschen fragt, was für sie Lebensqualität bedeutet, werden die meisten wahrscheinlich eine Antwort auf die Frage geben können. Doch ganz sicher würden diese Antworten recht unterschiedlich ausfallen. Deshalb ist es sinnvoll, sich den Begriff der Lebensqualität und seine Entwicklung genauer anzusehen. Der Begriff Lebensqualität ist verhältnismäßig jung. Er wurde 1920 von dem englischen Nationalökonomen Pigou im Rahmen einer Untersuchung von Arbeitsbedingungen und deren Auswirkungen auf das Wohlbefinden von Arbeitern erstmals erwähnt. Die Frage nach dem, was ein glückliches Leben ausmacht, dürften sich Menschen jedoch gestellt haben, seitdem sie angefangen haben nachzudenken.

Bereits in der griechischen Antike zeichneten sich dabei zwei Strömungen ab. Der griechische Philosoph Diogenes von Sinope war zu seiner Zeit berühmt dafür, dass er seinen Lebensstil auf ein Minimum beschränkt hatte. So soll er nur ein einziges Kleidungsstück getragen, nur einen hölzernen Becher besessen und in einer Tonne gehaust haben. Eines Tages besuchte ihn, einer Anekdote zufolge, Alexander der Große, der großen Respekt vor dem Philosophen hatte, und fragte diesen, was er sich von ihm, Alexander, wünsche. Er wolle ihm jeden Wunsch erfüllen. Die Antwort von Diogenes lautete: »Ich will vor allem anderen, dass du nicht zwischen mir und der Sonne stehst.« Ganz offensichtlich suchte Diogenes das Glück nicht in äußeren Dingen, die er verachtete, sondern vielmehr in seinem Inneren.

Eine gänzlich andere Sichtweise auf das Glück wird in der Utopie vom Schlaraffenland gezeichnet, die in ihren Motiven bereits in der Antike verwendet wurde und die zu Beginn des bürgerlichen Zeitalters von Hans Sachs in ein berühmtes Gedicht gefasst wurde (s. folgende Seite).

Ich weiß nicht, wie wünschenswert es wirklich ist, dass einem die gebratenen Tauben direkt in den Mund fliegen; doch vom Leben im Überfluss träumen vermutlich die meisten Menschen gelegentlich. Die beiden Beispiele machen deutlich, dass es einen subjektiven inneren Ansatz gibt, Glück zu erlangen. Dieser Weg wird beispielsweise von den Religionen vertreten oder von dem Zweig der Philosophie, der als Ethik nach dem geglückten Leben fragt. Der objektive Ansatz zielt ab auf die Lebensbedingungen. Er fragt danach, welche objektiven Faktoren Menschen zum Glück benötigen, und auch, wie man das größtmögliche Glück für die größtmögliche Zahl von Menschen erzielen könne. Hier kommen Entwürfe von Gemeinwesen ins Spiel, wie sie beispielsweise der griechische Philosoph Platon in seinem Entwurf eines von Philosophen gelenkten, auf Weisheit basierenden Staatswesens versucht hat. Die Philosophie- und Literaturgeschichte des Abendlands ist reich an solchen Entwürfen, von denen die meisten, wie etwa der fiktive Staat Utopia, den im 16. Jahrhundert der britische Gelehrte Thomas Morus entwarf, (glücklicherweise) Utopie blieben.

Das Schlaraffenland

»Eine Gegend heißt Schlaraffenland,
den faulen Leuten wohlbekannt; (...)
da sind die Häuser gedeckt mit Fladen,
mit Lebkuchen Tür und Fensterladen.

Um jedes Haus geht rings ein Zaun,
geflochten aus Bratwürsten braun;
vom besten Weine sind die Bronnen,
kommen einem selbst ins Maul geronnen.
An den Tannen hängen süße Krapfen
wie hierzulande die Tannenzapfen;
auf Weidenbäumen Semmeln stehn,
unten Bäche von Milch hergehn;
in diese fallen sie hinab,
dass jedermann zu essen hab.

Auch schwimmen Fische in den Lachen,
gesotten, gebraten, gesalzen, gebacken;
die gehen bei dem Gestad so nahe,
dass man sie mit den Händen fahe.

Auch fliegen um, das mögt ihr glauben,
gebratene Hühner, Gäns' und Tauben;
wer sie nicht fängt und ist so faul,
dem fliegen sie selbst in das Maul.

Die Schweine, fett und wohlgeraten,
laufen im Lande umher gebraten.

Jedes hat ein Messer im Rück';
damit schneid't man sich ab ein Stück (...)«

Hans Sachs (1494–1576)

2.2 Das Glück der meisten: Wohlfahrt als Wissenschaft

Zum Ende des Zeitalters der Aufklärung, in dem das Bürgertum begann, den Adel als herrschende und staatsformende Kraft abzulösen, bildete sich die Sozialwissenschaft als eigene wissenschaftliche Disziplin heraus. Die

Anfänge der Lebensqualitätsforschung liegen in der Wohlfahrtsforschung des 19. Jahrhunderts. Der Begriff der Wohlfahrt stammt von dem mittelhochdeutschen »wohl fahrn« und bedeutet so viel wie »glücklich leben«. Wohlfahrt bedeutet zum einen individuelle Lebensqualität als das Wohlergehen des Einzelnen. Andererseits wird Wohlfahrt verstanden als das Ergebnis aller staatlichen Maßnahmen, die auf wirtschaftliche Sicherheit, Abbau von wirtschaftlichen Ungleichheiten und Bekämpfung von Armut ausgerichtet sind. Dieses Verständnis von Wohlfahrt liegt dem Begriff des Wohlfahrtsstaates zugrunde.

Die Wurzeln staatlicher Wohlfahrt Frühe sozialwirtschaftliche Modelle von Wohlfahrt gehen zurück auf die Epoche der Industrialisierung in der ersten Hälfte des 19. Jahrhunderts. Bedingt durch den sprunghaften technischen Fortschritt war diese Zeit gekennzeichnet durch großen Optimismus und eine Aufbruchsstimmung, die große Teile der Gesellschaft durchdrang. Man war davon überzeugt, dass sich die Menschheit infolge der rasanten technischen und wirtschaftlichen Entwicklung, deren Zeugen die Menschen dieser Zeit wurden, auf ein paradiesisches Endziel zubewege. Frühe Sozialökonomen wie Adam Smith versprachen sich aus der Erhöhung und Maximierung der materiellen Gütermenge einen »Wohlstand der Nationen«. Gleichzeitig war die Epoche aber auch von dramatischer sozialer Ungleichheit geprägt. Während frühe bürgerliche Fabrikanten durch die industrielle Produktion von Gütern immense Reichtümer anhäuften, darbten die frühen Fabrikarbeiter in tiefem Elend. Angetrieben von dieser offensichtlichen Ungerechtigkeit untersuchte beispielsweise Karl Marx in seiner Analyse »Das Kapital« den Zusammenhang zwischen Produktionsverhältnissen und sozialer Ungleichheit und entwickelte gemeinsam mit Friedrich Engels die Utopie des Kommunismus. In Deutschland kennzeichnet die Einführung der Sozialversicherung durch Bismarck die Spätphase der Industrialisierung.

Staatliche Wohlfahrt etabliert sich Infolge der Verwüstung, die der erste Weltkrieg in Europa angerichtet hat, und der daraus folgenden Wirtschaftskrisen erlitt der Geschichtsoptimismus des 19. Jahrhunderts einen Dämpfer. Angesichts hoher Arbeitslosenzahlen und öffentlicher Armut wollte man nicht mehr so recht an den Wohlstand aller glauben. In den Trümmern Europas, die der zweite Weltkrieg hinterlassen hatte, zerbrach der Geschichtsoptimismus endgültig. Wohlfahrtliche Bestrebungen zielten nun auf relative und schrittweise Verbesserungen der allgemeinen Lebensbedingungen. Dieser Perspektivwechsel kann zurückgeführt werden auf die gesellschaftlichen Auswirkungen der Demokratisierung und Individualisierung innerhalb der Gesellschaft und nicht zuletzt auf die Einführung wohlfahrtsstaatlicher Einrichtungen.

Die Entwicklung der Wohlfahrtsforschung spiegelt dabei auf interessante Weise die sozialökonomischen Entwicklungslinien in der Bundesrepublik und den europäischen Nachbarstaaten wider. In den 1960er Jahren erlangte die Wohlfahrtsforschung vor dem Hintergrund des verstärkten Wirtschaftswachstums besondere Bedeutung. Lebensqualität wurde zu einem Schlüsselbegriff, an den sich große Hoffnungen auf politische Steuerung knüpften. In der Bundesrepublik wurde die »Soziale Marktwirtschaft« geboren, die es sich zur Aufgabe machte, die Lebensrisiken der

Bürger durch die Ausweitung der Sozialversicherung und anderer Sozialleistungen zunehmend abzufedern. Unter Lebensqualität wurde in diesem Zusammenhang eine Angleichung der Lebensverhältnisse im Sinne von individueller Wohlfahrt verstanden. An die Stelle des quantitativen Wachstums rückte »qualitatives Wachstum« als Zielgröße der Gesellschaftspolitik.

Die wirtschaftlichen Einbrüche seit den 1970er Jahren haben unterdessen den Glauben an den Wohlfahrtsstaat untergraben. Während in den Jahren des wirtschaftlichen Aufschwungs das Vertrauen in die regulierenden Kräfte des Staates groß war und die wohlfahrtsstaatlichen Bestrebungen dahin gingen, die Kräfte des freien Marktes stärker auszugleichen und soziale Risiken umfassender abzusichern, ist in den letzten Jahren immer häufiger die Rede vom »Staatsversagen«. Unter dem Begriff des »Neoliberalismus« findet seit den 80er Jahren des letzten Jahrhunderts eine Rückorientierung hin zu freien, weniger regulierten Märkten statt. In der Bundesrepublik ist dieser Prozess nachzuvollziehen an einer Reihe von Privatisierungen, beispielsweise in den Bereichen Post und Telekommunikation. Doch auch im Gesundheits- und Pflegesektor wird zunehmend versucht, Elemente von Wettbewerb und Marktwirtschaft zu etablieren. Infolge davon geht es bei staatlicher Wohlfahrt heute weniger um das Glück des Einzelnen, der in die Lage kommt, staatliche Leistungen in Anspruch zu nehmen. Stattdessen rücken die Institutionen und Prozesse ins Blickfeld, innerhalb derer Wohlfahrt produziert wird. Ein Beispiel dafür ist die Einführung qualitätssichernder Maßnahmen mit Einführung der Pflegeversicherung.

Die »neoliberale« Wende

2.3 Das Glück des Einzelnen: Lebensqualität in der Psychologie

Eine gänzlich andere Herangehensweise an das Phänomen Lebensqualität als die wohlfahrtsstaatliche entwickelte sich parallel dazu in den USA. Dabei verwundert es nicht, dass eine Nation, die das Streben nach Glück als Grundrecht in ihrer Verfassung verankert, der Erforschung des Phänomens Glück eine eigene Forschungsrichtung einrichtet. Im Gegensatz zur wohlfahrtsstaatlichen Perspektive in Europa orientiert sich die US-amerikanische Sicht auf Lebensqualität am Individuum und deren subjektiver Wahrnehmung. Die amerikanische Glücks-, Zufriedenheits- und Quality-of-life-Forschung fragt daher nicht nach wohlfahrtsstaatlichen Strukturen oder den Lebensbedingungen einer Person. Anstelle des Blicks von außen versucht sie, den Menschen direkt »in die Seele« zu schauen. Dazu bedienen sich die Forscher sogenannter psychometrischer Verfahren, also solcher Instrumente, mit denen das Erleben von Menschen gemessen werden kann. Dies können Fragebögen sein, Experimente oder in den letzten Jahren immer häufiger die Aufzeichnungen von Gehirnaktivitäten mittels Magnetresonanztomografie (MRT).

Die Psychologie entdeckt das Glück

Lebensqualität in den Gesundheitswissenschaften

Etwa zeitgleich mit der psychologischen Lebensqualitätsforschung entwickelte sich die gesundheitsbezogene Lebensqualität zum Forschungsgegenstand. War die Medizin infolge des wissenschaftlichen und technischen Fortschritts in der ersten Hälfte des 20. Jahrhunderts geprägt durch ein einseitig biologisches und körperlich orientiertes Verständnis von Krankheit und Heilung, verschob sich diese Perspektive in den folgenden Jahren hin zu einem erweiterten Begriff von Gesundheit. Neben dem Körper rückten nun auch die psychische und die soziale Dimension von Krankheit und Gesundheit ins Blickfeld der Medizin. Durch die Entwicklung neuer Impfstoffe, insbesondere des Penicillins, und die Verbesserung der allgemeinen Lebensverhältnisse waren die vormals bedrohlichen akuten Infektionserkrankungen stark eingedämmt worden. Stattdessen litt eine zunehmende Zahl an Menschen an chronischen Erkrankungen. Insbesondere Krebs forderte ein Umdenken der Medizin. Welche Möglichkeiten blieben, wenn die Heilung der Krankheit durch die üblichen und belastenden Methoden, wie Chemotherapie, nicht zu erreichen war? Wie ließe sich die letzte Phase der Krankheit vor dem Tod qualitativ verbessern? Unter dem Motto »den Jahren Leben geben, nicht dem Leben Jahre geben« entstand die Palliativmedizin und konzentrierte sich auf die Verbesserung der Lebensqualität krebskranker Menschen in der letzten Phase ihres Lebens.

Der Patient rückt in den Fokus

Bei der Beurteilung medizinischer Behandlungsmaßnahmen geht es heute nicht mehr allein um die Veränderung der klinischen Symptomatik oder die Verlängerung des Lebens, sondern zunehmend auch darum, wie kranke Menschen ihren Gesundheitszustand subjektiv erleben, wie sie in ihrem Alltag zurechtkommen und ihre sozialen Beziehungen gestalten. Der Patient mit seinen individuellen Werten und Bedürfnissen rückt ins Interesse der Bewertung medizinischer Behandlungen: Patienten sollen im Rahmen einer Behandlung selbst zu Wort kommen, ihren Gesundheitszustand beschreiben und die Auswirkungen der Therapie selbst beurteilen. Ein weiterer Grund für das Interesse an der subjektiven Bewertung der gesundheitlichen Situation sind die Ergebnisse von Forschung im Zusammenhang mit Genesung und Rehabilitation. Man weiß heute, dass der Prozess der Genesung entscheidend von der subjektiven Krankheitsbewältigung durch den Patienten beeinflusst wird. Vor diesem Hintergrund ist die gesundheitsbezogene Lebensqualität insbesondere im Zusammenhang mit chronischen Erkrankungen und Behinderungen heute zu einem zentralen Forschungsthema der Medizin und Gesundheitspsychologie geworden und gewinnt auch in der Pflege an Bedeutung. So spielt beispielsweise die Beurteilung der Lebensqualität im Zusammenhang mit chronischen Wunden in der Pflegepraxis eine zunehmende Rolle. Denn gerade wenn eine Heilung einer Krankheit in der Ferne liegt oder überhaupt unwahrscheinlich ist, steht die betroffene Person vor der Herausforderung, die Krankheit und ihre Folgen in die eigene Lebensgeschichte und den Alltag zu integrieren. Dabei kommt der Pflege, verstanden als gesundheitsbezogenes Alltagsmanagement, eine wichtige Funktion zu, die im zweiten Teil des Buchs ausführlich beleuchtet werden soll.

3 Das Glück und seine Teile – Woraus besteht Lebensqualität?

3.1 Modell für Lebensqualität in Pflegeeinrichtungen

Durch die kurze Einführung wurde deutlich, dass Lebensqualität aus Sicht der Wissenschaft eine ziemlich komplizierte Sache ist. Obwohl jeder Mensch für sich selbst Antworten darauf geben kann, was sein Leben lebenswert macht, herrscht in der Fachwelt Uneinigkeit über die exakte Bedeutung des Begriffs Lebensqualität. Zwar wird er innerhalb unterschiedlicher Wissenschaftsdisziplinen seit Jahrzehnten genutzt und erfreut sich zunehmender Beliebtheit. Doch es gibt auch Wissenschaftler, die grundsätzlich bezweifeln, dass Lebensqualität überhaupt ein eigenständiger Begriff ist. Denn er lässt sich nicht trennscharf abgrenzen von anderen Begriffen, wie zum Beispiel Depression, Extraversion, Selbstvertrauen oder Selbstwirksamkeit. Für die Forschung kann sich daraus bei strenger Betrachtung ein Problem ergeben, denn ein Begriff, der sich nicht klar von anderen Begriffen abgrenzen lässt, ist schwer zu erforschen. Dem Psychologen Ralf Prukop zufolge enthält eine Happiness-Datenbank an der Amsterdamer Universität 6.100 Begriffe, die in enger Wechselbeziehung zur subjektiven Lebensqualität stehen. Die meisten Wissenschaftler lösen das Problem indes ganz praktisch, indem sie einzelne Konzepte wie Lebenszufriedenheit, Glück oder Wohlbefinden in das Gesamtkonzept Lebensqualität integrieren.

Heute herrscht weitgehend Einigkeit darüber, dass Lebensqualität aus der objektiven Lebensqualität, also den Lebensbedingungen, und dem subjektiven Wohlbefinden einer Person besteht. Das objektive Modell geht davon aus, dass Lebensqualität über bestimmte Dimensionen beschrieben werden kann, die für alle Menschen in gleicher Weise Geltung besitzen. Die subjektiven Ansätze basieren hingegen auf der Überzeugung, dass nur die betreffende Person etwas über ihre Lebensqualität aussagen kann, da das, was das Leben lebenswert macht, von Person zu Person variiert. Dieser Anschauung nach ist Lebensqualität etwas völlig Subjektives, das nicht verallgemeinert werden kann.

Der US-amerikanische Psychologe Ed Diener unterteilt das subjektive Wohlbefinden in eine emotionale Komponente (Gefühl von Glück) und in eine kognitive Komponente (Lebenszufriedenheit). Das Glück als emotionaler Anteil lässt sich noch einmal unterteilen in die Momentaufnahmen positiver Affekt und negativer Affekt sowie das individuelle Glücksniveau als längerfristigen Gefühlszustand. Die Lebenszufriedenheit umfasst die allgemeine und bereichsspezifische Lebenszufriedenheit. Die Komponenten Lebenszufriedenheit und Glück stellen dabei eher einen Charakterzug oder eine Eigenschaft dar, während der positive und negative Aspekt aus dem augenblicklichen Erleben entstehen.

Abb. 3:
Lebensqualität

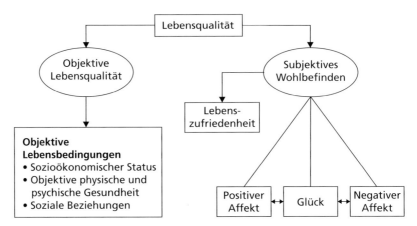

Abbildung 3 stellt das Verständnis von Lebensqualität in dem vorliegenden Buch dar. Lebensqualität setzt sich demnach zusammen aus den objektiven Lebensbedingungen und dem subjektiven Wohlbefinden. Das subjektive Wohlbefinden besteht aus der Lebenszufriedenheit als kognitiver Komponente und den positiven und negativen Affekten sowie dem individuellen Empfinden von Glück als emotionaler Komponente. Diese Bestandteile werden im folgenden Kapitel genauer beschrieben.

3.2 Objektive Lebensqualität – Lieber reich und gesund als arm und krank?

3.2.1 Dimensionen objektiver Lebensqualität

- Der Psychologe Philipp Brickman, ein junger Mann mit gutem Einkommen, ist in seinem Beruf außerordentlich erfolgreich. Er hat eine der bekanntesten Studien der Glücksforschung durchgeführt, in der er Lottogewinner mit Unfallopfern verglichen hat, und ist damit in die Psychologiegeschichte eingegangen. Seine Vorlesungen an der Universität sind immer überlaufen.

- Julia Tavalaro erleidet im Alter von 31 Jahren einen Schlaganfall. Sieben Monate lang liegt sie im Koma. Als sie aufwacht, ist ihr Körper vollständig gelähmt. Sie kann nur die Augen bewegen. Sechs Jahre lang hält man die junge Frau für »hirntot« und behandelt sie entsprechend, bis eine Therapeutin feststellt, dass Tavalaro alles versteht und über Augenbewegungen kommunizieren kann.

An wessen Stelle würden Sie lieber stehen? Ein bekanntes Sprichwort sagt: »Lieber reich und gesund als arm und krank«. Es gibt wohl keinen Menschen, der dieser Weisheit spontan widersprechen würde. In gewisser Weise spiegelt sich in diesem Satz die Sicht der Vertreter der objektiven Lebensqualität wider. Diese gehen davon aus, dass es objektiv bestimmbare Dimensionen für Lebensqualität gibt. Eine Vielzahl unterschiedlicher Forschungsprojekte hat sich die Ermittlung und Beschreibung der Dimensionen von objektiver Lebensqualität zum Ziel gesetzt und sich auf die folgenden geeinigt:

- körperliche und psychische Gesundheit,
- soziale Beziehungen und Einbindung in soziale Netzwerke
- sowie eine materielle
- und eine spirituelle Dimension.

Auf internationaler Ebene wurde diese Einschätzung bestätigt durch Ergebnisse der Arbeitsgruppe Lebensqualität der Weltgesundheitsorganisation. Die Ergebnisse des WHO-Projekts zur interkulturellen Bestimmung von Lebensqualitätsdefinitionen zeigen, dass über alle nationalen und kulturellen Grenzen hinweg wesentliche Dimensionen im psychologischen, körperlichen, sozialen, spirituellen, funktionalen und ökonomischen Bereich liegen. Damit liegt nahe, dass bestimmte zentrale Dimensionen nicht nur national, sondern auch international übereinstimmen und somit universelle Gültigkeit besitzen.

Allerdings hat die objektive Sichtweise einen Haken. So wird in der Forschung immer wieder berichtet, dass es innerhalb der untersuchten Gruppen erhebliche Unterschiede in der Bewertung der einzelnen Dimensionen von Lebensqualität gibt. Zudem sind die objektiven Lebensbedingungen nicht geeignet, um das subjektive Wohlbefinden einer Person vorauszusagen. Denn natürlich gibt es reiche und gesunde Menschen, die unglücklich sind, also ein geringes subjektives Wohlbefinden haben, und ebenso können sich arme und kranke Personen überaus glücklich fühlen. An dieser Stelle wenden wir uns nochmals dem Psychologen Brickman und der Schlaganfallpatientin Tavalaro zu:

- Philipp Brickman stieg am 13. Mai 1982 auf das höchste Gebäude seines Wohnorts und sprang hinunter.
- Julia Tavalaro lernte mit äußerster Anstrengung wieder zu schreiben. Sie schrieb Gedichte und verarbeitete ihre Geschichte zu einem Buch. Obwohl sie bis zu ihrem Tod fast vollständig gelähmt war, fand sie die

Möglichkeit, Potenziale auszuschöpfen, die sie in einem gesunden Leben nicht entdeckt hätte.

3.2.2   Das Zufriedenheitsparadox

Die Lebensqualitätsforschung kommt immer wieder zu Ergebnissen, die man kaum glauben mag, weil sie dem »gesunden Menschenverstand« offensichtlich widersprechen. Die meisten Menschen würden erwarten, dass sich eine Person wie Julia Tavalaro, die unter solch ungünstigen Bedingungen lebt, auch innerlich unglücklich fühlen muss. Wir gehen fast automatisch davon aus, dass äußere Faktoren einen starken Einfluss auf das innere Erleben von Menschen haben. Gegenbeispiele wie das von Julia Tavalaro erscheinen uns als paradox. So wird auch der Sachverhalt, dass es häufig große Widersprüche zwischen den Lebensbedingungen einer Person und ihrem subjektiven Wohlbefinden gibt, in der wissenschaftlichen Literatur unter dem Begriff »Zufriedenheitsparadox« beschrieben. Dieses Phänomen ist so interessant, dass ich es anhand einiger Beispiele näher beschreiben will.

Wie glücklich macht Geld? Die Deutsche Post hat im Jahr 2011 unter dem Titel Glücksatlas eine Studie zur Lebensqualität der Deutschen herausgebracht. Ein Ergebnis daraus war, dass sich Glück durch eine Steigerung des Einkommens vermehren lässt. Allerdings ist bei einem monatlichen Nettoeinkommen von 5.000 € die Grenze der Steigerung erreicht. Der glückssteigernde Effekt von Geld scheint also nur bei niedrigeren Einkommen zu greifen. Experten nennen diesen Zusammenhang das Wohlstandsparadox und bieten Erklärungsansätze:

- Bei einem niedrigen Einkommen ist es wichtig, die Grundbedürfnisse zu befriedigen und am allgemeinen Wohlstand teilhaben zu können. Ist dies erst einmal erreicht, neigen Menschen dazu, sich mit anderen zu vergleichen. Das relative Einkommen besagt, dass wir unseren eigenen Wohlstand am Wohlstand der anderen messen. Hat der Nachbar einen neueren Fernseher oder der Kollege ein besseres Auto? Diese Vergleiche werden übrigens stärker von Männern als von Frauen gezogen.
- Ein weiterer Effekt von steigenden Einkommen ist die sogenannte hedonistische Tretmühle: Für die meisten Menschen gilt, dass, wenn sie sich einen Wunsch erfüllt haben, bereits der nächste Wunsch auftaucht. Nach der neuen Jeans braucht man eine teure Uhr, dann vielleicht eine exotische Reise oder ein schnelleres Auto.

Insgesamt sollte man bei gesichertem Einkommen die Bedeutung von Geld nicht überschätzen. Wie eine britische Studie ergab, steigert sich das Glücksniveau durch eine viermonatige Psychotherapie in gleicher Weise wie durch eine Gehaltserhöhung. Gleichzeitig verringerten sich bei den Studienteilnehmern, die an der Therapie teilgenommen hatten, dauerhaft Stress, Gereiztheit und Unzufriedenheit.

Den Psychologen Philipp Brickman haben Sie bereits kennengelernt. Bevor er freiwillig aus dem Leben geschieden ist, hat er eine der bekanntesten Studien in der Geschichte der Glücksforschung durchgeführt. Brickman verglich gemeinsam mit seinem Kollegen Coates 29 gelähmte Unfallopfer mit 22 Lottogewinnern, die zwischen 50.000 und 1 Million US-Dollar gewonnen hatten. Die Teilnehmer wurden mit einer neutralen Kontrollgruppe verglichen und dazu befragt, wie glücklich sie zurzeit seien, wie glücklich sie vor dem Unfall gewesen waren und wie sie ihr Glück in der Zukunft einschätzten. Wie zu erwarten, sank das Wohlbefinden der Unfallopfer kurz nach dem Ereignis dramatisch, und das der Lottogewinner stieg deutlich an. Im Laufe einiger Monate jedoch pendelten sich beide Gruppen wieder auf ihrem Ausgangsniveau von vor dem Ereignis ein und unterschieden sich nicht in ihrer Zukunfterwartung.

Lottogewinner und Unfallopfer

Krebserkrankungen zählen zu den am stärksten belastenden Erkrankungen. Einerseits weil eine Krebserkrankung immer eine tödliche Bedrohung darstellt und betroffene Personen radikal mit ihrer Sterblichkeit konfrontiert. Andererseits weil Chemotherapie oder Operationen belastende Behandlungsformen darstellen. Daher überrascht es umso mehr, dass Krebspatienten teils eine Lebensqualität angeben, die deutlich über dem Bundesdurchschnitt liegt. Dies gilt beispielsweise für Morbus Hodgkin, eine Art von Lymphkrebs. Patienten, die an Morbus Hodgkin leiden, lagen in der Remissionsphase einer Studie zufolge in ihrer Lebensqualität um mehr als 10 % über dem Bevölkerungsdurchschnitt. Ähnliche hohe Werte ergaben Untersuchungen bei Patienten mit Hautkrebs, Oesophaguskrebs (Remission), Magenkrebs (Remission) und anderen Krebserkrankungen in der Rehabilitationsphase. Lebensqualität spielt in der Onkologie gerade aufgrund der radikalen und belastenden Therapien eine große Rolle. Umso erstaunlicher ist es, dass Studien immer wieder zeigen, dass radikal therapierte Patienten eine höhere Lebensqualität angeben als schonend therapierte. Dieser Sachverhalt ist gut erforscht bei Patientinnen mit metastasiertem Brustkrebs.[1]

Krebserkrankungen

Diese positiven Befunde beziehen sich indes nicht auf alle Krankheiten und treffen nicht in allen Krankheitsstadien zu. Akuter Krebs beispielsweise senkt die Lebensqualität unter das Normalniveau. Insbesondere psychische und psychosomatische Erkrankungen wirken sich negativ auf die Lebensqualität der betroffenen Personen aus. So gilt Depression als das genaue Gegenteil von Lebensqualität.

---

1 Einen sehr informativen Artikel zum Zufriedenheitsparadox hat Peter Herrschbach verfasst: Das »Zufriedenheitsparadox« in der Lebensqualitätsforschung – Wovon hängt unser Wohlbefinden ab?

3.2.3 Menschen sind Anpassungskünstler: Anpassung und Resilienz

In meiner langen beruflichen Praxis habe ich eine erstaunliche Erfahrung gemacht, die meine Sicht auf Menschen und meine Arbeit geprägt hat: Die meisten Menschen sind in der Lage, sich mit Verlusten, die Krankheit, Pflegebedürftigkeit und sogar der Einzug in ein Pflegeheim mit sich bringen, gut zu arrangieren. Menschen sind offenbar Anpassungskünstler. Wissenschaftler sprechen von einer »Disposition zum Glück«, die in uns angelegt scheint und uns hilft, auch mit einschneidenden Lebensereignissen zurechtzukommen.

Diese Anpassung hängt eng mit dem Faktor Zeit zusammen. Menschen reagieren auf widrige Lebensumstände, Krankheiten oder Behinderungen. Sie setzen sich aktiv damit auseinander und passen sich an die veränderten Lebensumstände an. Die Zeiträume für diese Anpassungsprozesse variieren abhängig von Person und Schwere des Ereignisses. Insgesamt vollzieht sich die Anpassung jedoch schneller, als man erwarten würde. So sind die Gefühle von Patienten mit Rückenmarksverletzungen in den ersten Wochen dominiert von Trauer und Furcht. Bereits nach acht Wochen sind positive Gefühle jedoch stärker ausgeprägt als negative. Eine weitere Untersuchung wurde mit Menschen nach einem schwerwiegenden Lebensereignis durchgeführt. Die meisten Teilnehmer hatten dieses Ereignis nach drei Monaten so weit in ihr Leben integriert, dass es sich nicht mehr auf die subjektive Lebensqualität auswirkte. Doch wie kommt diese erstaunliche Anpassung zustande und welche Faktoren fördern sie?

Primäre und sekundäre Kontrolle

Bewältigungsreaktionen, man spricht hier auch von Coping, umfassen alle Formen der Auseinandersetzung mit Belastungen, die eine Person in ihrer Handlungsfähigkeit oder in ihrem Wohlbefinden bedrohen und damit ihre aktuellen Ressourcen übersteigen, beispielsweise kann dies die Diagnose einer chronischen Erkrankung sein. Erfährt eine Person etwa, dass sie an Diabetes leidet, der mit Insulin behandelt werden soll, erlebt sie dies als eine krisenhafte Erfahrung. Die Person muss sich vor dem Hintergrund der Krankheit neu orientieren. Sie steht vor der Herausforderung, sich Wissen anzueignen, neue Techniken zu erlernen und ihr Leben an die Krankheit anzupassen. Alle diese Dinge weiß und kann die Person zu Beginn noch nicht. Der Begriff der Krise (griechisch: krisis = Entscheidung) macht deutlich, dass für die Person vom Umgang mit der Erkrankung etwas Lebensentscheidendes abhängt. Bewältigungsreaktionen lassen sich aus der Sicht der Person als Abfolge von Problemlösungsschritten verstehen. Dabei prüft die Person ihre Kotroll- und Ressourcenpotenziale, also die Möglichkeiten, die ihr konkret zu Verfügung stehen.

Sie wird zunächst versuchen, an dem Problem selbst zu arbeiten. Der Erfolg dieser Bestrebungen hängt davon ab, wie sehr sie davon überzeugt ist, durch Handeln etwas zu bewirken, also wie stark ihre Überzeugung von Selbstwirksamkeit und Kontrolle ausgeprägt ist und wie sie ihre Möglichkeiten einschätzt, den Zustand vor der Erkrankung wiederzuerlangen.

Jemand mit stark ausgeprägten Kontroll- und Selbstwirksamkeitsüberzeugungen wird vielleicht seine Ernährung umstellen und damit beginnen, sich regelmäßig zu bewegen, und mit dieser Strategie recht gute Erfolge erzielen können. Diese problemzentrierte Strategie wird als primäre Kontrolle bezeichnet. Die zweite Strategie liegt darin, nicht das Problem in den Mittelpunkt der Bewältigung zu stellen, sondern das eigene Selbst. Chronische Krankheiten oder Behinderungen sind oft nur bis zu einem bestimmten Grad oder gar nicht beeinflussbar. Um in einer solchen Situation das Wohlbefinden wieder herzustellen, gibt es eine Reihe von inneren Anpassungsstrategien.

Menschen verändern vor dem Hintergrund schwerer Erkrankungen ihre inneren Wertmaßstäbe und Standards und passen ihre Erwartungen und Ziele an den ungünstiger werdenden Krankheitsverlauf an. Auf diese Weise können sie ein erstaunliches Maß an subjektiv empfundener Lebensqualität aufrechterhalten. Peter Herrschbach zitiert in seinem Artikel zum Zufriedenheitsparadox ein besonders eindrückliches Beispiel für diesen Prozess, das sich durchaus mit den Alltagserfahrungen in der stationären Altenhilfe deckt. Vorgestellt wird eine Patientin, die an Knochenkrebs leidet. Als sie ihre Diagnose erfährt, äußert sie, dass, würde sie infolge der Krankheit ihre Gehfähigkeit verlieren, ihr Leben keinen Sinn mehr hätte und sie den Tod vorziehen werde. Als sie schließlich auf den Rollstuhl angewiesen war, fand sie, dass ihr Leben immer noch lebenswert sei. Doch wenn sie inkontinent oder bettlägerig werden sollte, würde ihr Leben endgültig sinnlos, und sie würde keinesfalls mehr weiterleben wollen. Nach einiger Zeit wurde die Frau inkontinent und bettlägerig. Anstatt nun ihren Tod zu fordern, beharrte sie mit Nachdruck darauf, dass ihr Leben immer noch Sinn habe und sie nicht sterben wolle.

Wie kann das sein? Weshalb sind wir offensichtlich nicht in der Lage, gedanklich treffend vorwegzunehmen, wie wir uns fühlen werden, wenn ein bestimmtes gefürchtetes oder ersehntes Ereignis in unserem Leben eintritt? Warum ist die Zukunft, wenn sie da ist, immer ganz anders, als wir sie uns ausgemalt hatten? Der Psychologe Daniel Gilbert meint dazu, dass wir vieles weglassen und andererseits Dinge hinzufügen, wenn wir uns ein zukünftiges Ereignis vorstellen. Wir malen uns etwas besonders konkret aus, was vielleicht ganz anders aussehen wird. Ereignisse stehen nicht isoliert in einem Leben. Sie werden von unzähligen anderen Ereignissen, Erlebnissen und Erfahrungen flankiert, abgeschwächt oder modifiziert. Dieser Strom des Erlebens lässt sich nicht vorhersagen.

Und noch etwas anderes kommt hinzu. Wenn wir uns unsere Zukunft ausmalen, tun wir das als die Person, die wir in der Gegenwart sind, und aufgrund der Bedingungen, die uns in der Gegenwart zur Verfügung stehen. Die Gehirnforschung sagt, dass alles, was wir erleben, sich in unserer neuronalen Struktur niederschlägt und uns verändert. Man ist nach einer Krebsdiagnose nicht mehr die Person, die man vorher war. Es ist nicht möglich, aus der heutigen Situation heraus vorherzusagen, wer man sein und was im Leben wichtig sein wird, wenn sich die Grundvoraussetzungen des Lebens verändert haben. Dies ist ein Grund dafür, warum beispiels-

Die Anpassung innerer Maßstäbe

weise Patientenverfügungen nicht so unproblematisch sind, wie sie häufig dargestellt werden. Hätte Julia Tavalaro eine Patientenverfügung gehabt, wäre sie möglicherweise mit 31 Jahren als junge Hausfrau und Mutter gestorben. Sie hätte nicht mehr erfahren, dass eine ganz andere Julia Tavalaro in ihr steckt, die sich mit äußerster Beharrlichkeit in ein ganz anderes, sehr reiches Leben vorgekämpft hat. Die gelernt hat, zunächst über Augenbewegungen zu kommunizieren, dann literarisch zu schreiben und schließlich ihre Erfahrungen in ein Buch zu fassen.

Doch wir wissen nicht nur nicht, wer wir sein und was wir empfinden werden, wenn sich die Bedingungen unseres Lebens radikal verändern. Wir wissen ebenso wenig, wie andere Menschen eine Situation empfinden, die für uns vielleicht besonders erstrebenswert oder besonders schrecklich zu sein scheint. Denn auch wenn die Ereignisse im Leben einander ähnlich sein mögen, so sind die Erfahrungen, die wir vor dem Hintergrund dieser Ereignisse machen immer subjektiv. Ich weiß nicht, wie es sich körperlich und emotional anfühlt, vom Hals abwärts gelähmt zu sein und die Außenwelt nur über geringfügige Bewegungen des Kopfes steuern zu können. Durch ihr Buch »Bis auf den Grund des Ozeans« kann ich teilweise nachempfinden, wie es sich für Julia Tavalaro anfühlt. Würde ich allerdings ihr Schicksal erleiden, so wäre meine Erfahrung sicherlich eine völlig andere. Eine große Kunstleistung der Pflege liegt darin, offen zu sein für die Erfahrungen und die Möglichkeiten der anderen. Julia Tavalaro galt Jahre lang als hirntot. Erst eine Physiotherapeutin war in der Kunst, die Möglichkeiten anderer zu erkennen, so weit fortgeschritten, dass sie versuchte, mit Tavalaro über Augenbewegungen zu kommunizieren, und so feststellte, dass ihre Patientin geistig hellwach war. Erst dieses Erkennen seitens einer professionellen Fachkraft versetzte die junge Frau in die Lage, einen Weg aus dem Gefängnis ihrer Behinderung einzuschlagen.

Sinn finden

»Wir müssen zwischen Leiden und Verzweifeln unterscheiden. Ein Leiden mag unheilbar sein, aber der Patient verzweifelt erst dann, wenn er im Leiden keinen Sinn mehr sehen kann.« (Viktor Frankl in: Über das Leben)

Viktor Frankl (1905–1997) war ein bedeutender jüdisch-österreichischer Psychiater. 1942 wurden er, seine Frau und seine Eltern ins Ghetto Theresienstadt deportiert. Sein Vater starb dort 1943. Seine Mutter wurde in Auschwitz ermordet. Frankls Frau starb im Konzentrationslager Bergen-Belsen. Gegen Kriegsende wurde Frankl von Theresienstadt nach Auschwitz gebracht und einige Tage später in ein Außenlager des KZ Dachau transportiert. Am 27. April 1945 befreite ihn die US-Armee. Seine Erfahrungen und Erlebnisse im Konzentrationslager fasste er zusammen in einem Buch mit dem programmatischen Titel »Trotzdem Ja zum Leben sagen«, das er kurz nach seiner Befreiung veröffentlichte. Frankl versteht den Menschen als Sinn-Suchenden. Nach Frankl sind es nicht die Lebensumstände, die uns glücklich oder unglücklich machen, sondern unsere Fähigkeit, auf diese Umstände eine sinnvolle Antwort geben zu können. Insofern stellt er nicht die Suche nach dem Glück ins Zentrum eines gelungenen Lebens, sondern die Suche nach dem Sinn. Ist der Sinn erst einmal gefunden, so Frankl, stellt sich das Glück von alleine ein.

Dass Sinnfindung ein mächtiger Wirkungsfaktor bei der Bewältigung von Krankheit oder gravierenden Lebensereignissen ist, bestätigen nicht nur Alltageserfahrungen, sondern auch zahllose wissenschaftliche Untersuchungen. Sinn hilft, Schicksalsschläge einzuordnen, und kann uns mit etwas verbinden, das über unsere eigene Existenz hinausweist. So enthält Sinnzuschreibung auch immer die Möglichkeit, an einem Ereignis persönlich zu wachsen und zu reifen. Im Zusammenhang mit traumatischen Lebensereignissen und Krankheiten konnte nachgewiesen werden, dass Sinnzuschreibung das Belastungsniveau solcher Ereignisse senkt. Dabei gibt es zwei unterschiedliche Varianten von Sinnzuschreibung. Die erste liegt im Versuch, einen Sinn im Ereignis zu finden. Die zweite Möglichkeit bezieht sich darauf, auch Positives aus der Erfahrung zu ziehen. Beide Verarbeitungsansätze sind wirksam. Nachhaltiger wirkt jedoch der zweite.

Die Medizin fragt üblicherweise danach, was Menschen krank macht. Der israelische Medizinsoziologe Aaron Antonovsky schlug einen anderen Weg ein. Er bekam die Idee dazu, als er eine Studie zu den Auswirkungen der Wechseljahre auf Frauen unterschiedlicher ethnischer Herkunft durchführte. Unter den Studienteilnehmerinnen befanden sich auch Überlebende aus Konzentrationslagern. Erwartungsgemäß war die Gruppe dieser Frauen gesundheitlich stärker belastet als der Durchschnitt. Doch es gab bemerkenswerte Ausnahmen. Ein Drittel der Frauen, die das Konzentrationslager überlebt hatten, erfreuten sich trotzdem einer guten psychischen und physischen Gesundheit. Die Erkenntnis, dass diese Frauen den täglichen Horror der Lager bei guter Gesundheit überstanden hatten, bezeichnete Antonovsky als dramatische Erfahrung, die ihn dazu brachte zu erforschen, was Menschen gesund erhält. Dazu führte er Interviews mit den Frauen durch. Die Ergebnisse daraus legten den Grundstein für sein Konzept der Salutogenese. Salutogenese bedeutet übersetzt etwa »Entstehung von Gesundheit«. Der neue Ansatz an diesem Modell lag darin, dass nicht das stressauslösende Ereignis als ursächlich für eine Krankheit gesehen wird, sondern die jeweiligen Verarbeitungsmechanismen der Person, die mit dem Ereignis konfrontiert ist. Im Zentrum des Modells stehen die folgenden drei Verarbeitungsmechanismen:

Kohärenzgefühl – Was erhält Menschen gesund?

- *Gefühl von Verstehbarkeit:* Verstehbarkeit bedeutet, dass eine Person die nötigen geistigen und emotionalen Fähigkeiten besitzt, um Ereignisse intellektuell zu verarbeiten und zu integrieren. Menschen verfolgen unterschiedliche Strategien, eine Erkrankung wie Krebs zu verstehen. In der Fachwelt bezeichnet man solche Erklärungsversuche als »subjektive Theorien« oder »Laientheorien«. So verstehen manche Menschen Krebs als unausweichlich tödliches Schicksal. Dies kann besonders dann der Fall sein, wenn bereits ein Elternteil an derselben Krankheit verstorben ist. Oder als Strafe oder »Zorn Gottes«, als bodenlose Ungerechtigkeit, oder auch als etwas, das Menschen einfach widerfährt und mit dem man umgehen kann.

39

- *Gefühl von Handhabbarkeit*: Diese Eigenschaft beschreibt die Überzeugung, dass Schwierigkeiten lösbar sind und dass man Mittel zur Lösung der Schwierigkeiten an der Hand hat. Bei der Krebserkrankung könnte eine Strategie darin liegen, sich möglichst genau über die Krankheit und die Wirksamkeit unterschiedlicher therapeutischer Möglichkeiten zu informieren, und sich dann für die am besten bewährten zu entscheiden. Eine zusätzliche Strategie könnte sein, sich bewusst mit den belastenden Emotionen auseinanderzusetzen, die die Diagnose Krebs mit sich bringt, oder sich einer Selbsthilfegruppe anzuschließen. Handhabbarkeit kann auch bedeuten, sich auf die Erfahrung des Krankseins und der damit verbundenen Hilflosigkeit einzulassen und gerade nicht dagegen anzukämpfen, also eine eher »passive« Strategie anzuwenden.
- *Gefühl von Sinnhaftigkeit*: Sinnhaftigkeit beschreibt das Ausmaß, in dem eine Person ihr Leben emotional als sinnvoll und bedeutsam empfindet und in der Lage ist, Sinn auch in belastenden Ereignissen zu finden. So beschreiben Krebskranke, bei denen die Sinnfindung gelingt, beispielsweise, dass sie nach der Diagnose intensiver leben oder mehr Verständnis für andere haben. Antonovsky zufolge ist dies die wichtigste Eigenschaft, weil sie uns mit der Grundenergie ausstattet, den Problemen des Lebens überhaupt aktiv gegenüberzutreten.

Die drei Gefühle bilden zusammen in ihren jeweiligen Ausprägungen das *Kohärenzgefühl*. Eine Person wird ein einschneidendes Lebensereignis umso besser verarbeiten, je stärker ihr Kohärenzgefühl ausgeprägt ist.

Vergleiche   Eine wesentliche Eigenschaft von Menschen liegt darin, Vergleiche anzustellen. Bin ich so schlank wie Heidi Klum? Um wie viel besser ist der Nachbarsjunge in der Schule als unser Sohn? Verdient der Kollege in der Leistungsabrechnung mehr oder weniger? Vergleiche geben uns einen Anhaltspunkt dafür, unsere eigene Situation zu bewerten. Je näher Ist- und Soll-Zustand beieinanderliegen, desto glücklicher und zufriedener sind Menschen. Je größer die Kluft zwischen Ist und Soll, desto unzufriedener sind sie.

Eine Variante des Vergleichs stellt der soziale Vergleich dar, also der Vergleich mit anderen Personen. Menschen neigen beispielsweise dazu, den Anspruch an ihre eigenen Leistungen zu verringern, wenn sie im Vergleich zu anderen Personen, die für sie von Bedeutung sind, überdurchschnittlich gut abschneiden. Liegt die eigene Leistung unter der Leistung der Vergleichsgruppe, erhöhen sie ihr Anspruchsniveau. Wir vergleichen uns also nach oben, zum besseren hin, und nach unten. Glückliche Menschen scheinen sich dabei eher nach unten zu vergleichen und erhöhen so ihr Wohlbefinden, weil sie durch den Abwärtsvergleich eher besser abschneiden, während Depressive eher Aufwärtsvergleiche anstellen. Diese menschliche Neigung, sich selbst in Relation zu setzten, kann auch dabei helfen, schwerwiegende Lebensereignisse zu verarbeiten. Krebskranke Frauen, die fanden, dass es ihnen im Vergleich zu Patientinnen in einer ähnlichen Situation besser ging, bewerteten diese Strategie des sozialen Vergleichs als besonders hilfreich bei der Krankheitsverarbeitung.

Menschen vergleichen sich jedoch nicht nur mit anderen, sondern sie stellen auch Zeitvergleiche an. Wenn wir im Blick auf unsere Vergangenheit Veränderungen zum Positiven hin wahrnehmen, macht uns das zufrieden. Grundsätzlich stellen alle Menschen sowohl soziale Vergleiche als auch Zeitvergleiche an. Um unsere Lebenssituation zu bewerten, verwenden wir insbesondere die folgenden Maßstäbe:

- was wir uns wünschen
- was andere bereits haben
- die besten Lebenserfahrungen aus der Vergangenheit
- was wir verdient zu haben scheinen
- was wir brauchen

Tatsächlich scheinen wir Menschen eine sehr erfolgreiche Neigung zu besitzen, glücklich zu sein. Diese Neigung zum Glück geht sogar so weit, dass wir der Realität gelegentlich etwas auf die Sprünge helfen. Die Wissenschaftler Taylor und Brown belegen ausführlich, dass die meisten Menschen positive Illusionen haben. Die Befunde weisen unter anderem darauf hin, dass sich Menschen in der Regel selbst besser einschätzen, als sie andere einschätzen, und auch besser, als sie von anderen eingeschätzt werden. Zudem neigen die meisten von uns dazu, die Gegenwart besser einzuschätzen als die Vergangenheit und die Zukunft besser als die Gegenwart, und sind überzeugt, dass eher die anderen negative Ereignisse erleben werden. Das Gleiche gilt für die Einschätzung der Kontrolle über das Leben, die in der Regel deutlich höher eingeschätzt wird, als sie tatsächlich ist. Einer US-amerikanischen Studie zufolge sind Lotteriespieler beispielsweise eher davon überzeugt zu gewinnen, wenn sie die Zahlen selbst auswählen, als wenn die Zahlen durch den Computer zufällig ausgewählt werden. Statistisch gesehen ist das natürlich Unsinn. Ein weiteres Phänomen, das uns im Alltag ständig begegnet, wird in der Sozialpsychologie unter dem Begriff der Attributionstheorien untersucht. Hier geht es darum, dass Menschen dazu neigen, sich selbst als Urheber eines Ereignisses zu sehen, wenn das Ergebnis positiv ist. Gelingt uns etwas, so liegt es daran, dass wir so gut vorbereitet waren oder einfach so geschickt und intelligent sind. Geht die Sache schief, suchen wir die Ursache meist anderswo. Vielleicht lag es am Wetter oder an einer anderen Person oder sonstigen ungünstigen Umständen.

Diese positiven Illusionen sind nicht etwa Zeichen einer gestörten Psyche. Sie sind vielmehr ein Hinweis auf seelische Gesundheit. Positive Illusionen helfen uns, in der Komplexität des Alltags unser Wohlbefinden aufrechtzuerhalten. »Realisten«, also Menschen, die keine oder kaum positive Illusionen haben, verfügen durchschnittlich über ein geringeres subjektives Wohlbefinden und neigen eher zur Depression.

Positive Illusionen

3.2.4 Fazit

Objektive Lebensbedingungen sind ein wichtiger Teil der Lebensqualität. Damit Menschen sich wohlfühlen, müssen bestimmte Grundbedingungen erfüllt sein. Die wichtigsten dieser Faktoren für objektive Lebensqualität sind überall auf der Welt die gleichen. Es handelt sich um ein ausreichendes Maß an finanzieller Absicherung, die Einbindung in gute und tragfähige soziale Beziehungen, darum, zu lieben und geliebt zu werden, sowie um körperliche und seelische Gesundheit. Allerdings lassen sich von den objektiven Lebensbedingungen einer Person keine Rückschlüsse auf ihr subjektives Wohlbefinden ziehen. So gibt es nur wenige objektive Faktoren, die eine treffende Vorhersage für das subjektive Wohlbefinden einer Person möglich machen. Dies sind unter anderem der dauerhafte Verlust des Arbeitsplatzes, psychische Erkrankungen und Pflegebedürftigkeit. Dies bedeutet jedoch nicht, dass die Lebensbedingungen keinen oder nur einen sehr geringen Einfluss auf das subjektive Wohlbefinden haben. Es ist bislang einfach noch nicht ausreichend erforscht, wie genau objektive Faktoren das subjektive Wohlbefinden beeinflussen. Wir Menschen ähneln einer Blackbox, in die oben etwas hineingegeben wird und aus der unten etwas anderes hinauskommt. Wodurch die Umwandlung von Ereignissen in Erleben im Einzelnen bewirkt wird und wie sie konkret aussieht, erschließt sich der wissenschaftlichen Neugier nur langsam und bruchstückhaft.

Für die Lebensqualität in Pflegeeinrichtungen bedeutet dies, dass auch hier die Bedingungen, die die Einrichtung zur Verfügung stellt, das subjektive Wohlbefinden der dort lebenden Menschen nicht vorhersagen können. Es bedeutet indes auch hier nicht, dass es für das Wohlbefinden der Bewohner gleichgültig ist, ob ein Heim »gut« oder »schlecht« ist. Heime bieten ein Potenzial an Möglichkeiten und Ressourcen. Ihre Qualität entscheidet darüber, ob pflegebedürftige Menschen einen Zugang zu diesen Ressourcen erhalten. Das Beispiel von Julia Tavalaro macht diesen Zusammenhang deutlich: Sie konnte ihre Handlungsspielräume erst erschließen, nachdem eine Mitarbeiterin ihre Potenziale erkannt hat. Bis es so weit war, sind immerhin sechs Jahre verstrichen. Ein wesentliches Kriterium für die Qualität einer Einrichtung ist, so gesehen, der Grad an Wissen und Sensibilität des Pflege- und Betreuungspersonals einer Einrichtung und, Handlungspotenziale pflegebedürftiger Menschen zu erkennen und zu fördern.

Eine weitere Erkenntnis aus dem letzten Kapitel ist, dass die Bedeutung objektiver Faktoren für das subjektive Wohlbefinden einer Person von ihren inneren Ressourcen abhängt. Ein beeindruckendes Beispiel für diesen Sachverhalt sind tibetische Meditationsmeister, die teilweise jahrelang völlig alleine in einer Höhle meditieren und ohne jede Annehmlichkeit leben. In Gehirnscans stellte sich heraus, dass diese Menschen über ein weit überdurchschnittliches Glücksniveau verfügen. Je gesünder und stärker unsere Psyche ist, je mehr wirksame Mechanismen zur Bewältigung schwieriger Erfahrungen uns zur Verfügung stehen, umso geringer wird die Bedeutung der objektiven Lebensbedingungen für unser Wohlbefinden.

Für Pflegende ist es wichtig, diese Anpassungsmechanismen zu kennen und das pflegerische Angebot darauf auszurichten. Dazu ist auch die Unterscheidung zwischen der Strategie der primären und sekundären Kontrolle über ein Krankheitsgeschehen wichtig, denn beides erfordert unterschiedliche Angebote. Die Kenntnis dieser Anpassungsmechanismen hilft einerseits, Reaktionen pflegebedürftiger Personen besser zu verstehen und angemessen auf sie einzugehen. Andererseits bedeutet sie ein wesentliches Unterstützungspotenzial für pflegebedürftige Menschen.

3.3 Subjektive Lebensqualität: Glücklich und zufrieden sein

Nun soll es um das Glück gehen. Doch was genau ist Glück? Und wie lässt es sich erlangen? Die zunehmende Fülle an Ratgebern, die in den letzten Jahren die Regale der Buchläden füllt, legt ein beredtes Zeugnis darüber ab, dass Glück in unserer wohlstandssatten Gesellschaft, neben der Erfüllung materieller Bedürfnisse, zum erstrebenswerten Gut geworden ist.

Was genau wird nun aber mit dem Wort Glück bezeichnet? Das ist in der deutschen Sprache nicht so einfach zu bestimmen wie beispielsweise im Englischen. Glück trägt im Deutschen nämlich zwei Bedeutungen: Es bezeichnet den günstigen Zufall ebenso wie die emotionale Befindlichkeit. Das Englische hingegen verfügt für beide Sachverhalte über ein eigenes Wort. Hier meint »luck« den glücklichen Zufall, während das beglückende Gefühl als »happiness« bezeichnet wird. Wenn auch der glückliche Zufall das beglückende Gefühl hervorrufen kann, soll nun das Gefühl selbst im Mittelpunkt stehen.

3.3.1 Glück im Hirn

Reptilien dürften ein ziemlich langweiliges Leben führen. Als wechselwarme Tiere hängen sie untätig rum, wenn es kalt ist. Denn sie können ja ihre Körpertemperatur nicht selbst regulieren. Sie freuen sich nicht, wenn Herrchen nach Hause kommt und einen Knochen mitbringt, und ihre Brut lässt ihnen auch nicht das Herz aufgehen. Die meisten Reptilien betreiben keine Brutpflege. Allerdings dürfte das alles die Reptilien ziemlich unberührt lassen, denn sie verfügen über keine höheren Gefühle, was sie von den Säugetieren und anderen sozialen Tieren unterscheidet. Auch sind sie nicht in der Lage, ihre missliche Situation zu analysieren und zu reflektieren, wie es der Mensch kann. Fühlen und Denken sind eine gute Voraussetzung für Glück. Damit ist der Mensch, der beide Fähigkeiten in hohem Maße besitzt, prädestiniert zum Glück.

Bereits Hippokrates vermutete, »dass von nirgendwo anders her, als dem Gehirn Freude und Frohsinn, Lachen und Scherzen kommen« (Bucher 2009, S. 55). Aktuelle Ergebnisse der Neurowissenschaft bestätigen diese antike Hypothese. Die Neurowissenschaft ist der neue Star am Himmel der Wissenschaften. Denn sie erklärt nicht nur unser Gehirn und seine Funktionsweisen. Sie erforscht in den letzten Jahren auch immer mehr, auf wie vielfältige Weise wir auf die Entwicklung unseres Gehirns Einfluss nehmen können.

<table>
<tr><td>Einige Basics zum Gehirn</td><td>

- Unser Gehirn enthält 1,1 Billionen Zellen, davon sind etwa 100 Milliarden Neurone. Jedes Neuron ist über Synapsen mit durchschnittlich 5.000 anderen Neuronen verbunden.
- Kommunikationsmittel zwischen den Synapsen sind chemische Botenstoffe, die sogenannten Neurotransmitter. Diese Signale sagen dem Neuron, ob es feuern soll oder nicht.
- Das Neuron verbindet dann seine Aktivität mit den anderen verbundenen Neuronen. Neuronen, die zusammen aktiv werden, vernetzen sich, beispielsweise beim Taxifahren oder beim Üben eines Musikinstruments.
- Ein durchschnittliches Neuron feuert 5- bis 50-mal in der Sekunde.
- Obwohl das Gehirn mit seinen rund 1,5 kg nur etwa 2 % des Körpergewichts ausmacht, verbraucht es durchschnittlich 20 % Energie, egal ob man schläft oder wach ist, bei extremer Belastung bis zu 90 %.
- Neuronale Verbindungen, die eher inaktiv sind, verschwinden nach und nach und können manchmal nur mühsam wieder aktiviert werden. Menschen entwickeln sich so im Laufe ihres Lebens immer mehr zu Spezialisten.

</td></tr>
</table>

Für das Glück gibt es im Gehirn, vereinfacht gesagt, zwei wesentliche Bereiche. Das limbische System ist unser Gefühlszentrum, das wir mit den Säugetieren teilen. Der präfrontale Kortex ist in seinen höheren Funktionen sozusagen exklusiv menschlich und befähigt uns, komplex zu denken, zu planen und unser Handeln zu reflektieren. Beide Bereiche und deren Funktionen sollen im Folgenden kurz vorgestellt werden.

3.3.2 Das limbische System

In dem gut sortierten Nervengewirr, das unser Gehirn ist, existieren mehrere Orte, an denen, vermittelt durch Botenstoffe, angenehme Gefühle entstehen. Dass solch angenehme Empfindungen mächtiger sein können als Hunger oder Durst, zeigte ein Experiment aus den 1950er Jahren an Ratten, denen im lateralen Hypothalamus eine Elektrode eingesetzt worden war. Die Tiere lernten schnell, einen Hebel zu bedienen, um die angenehmen Gefühle auszulösen, und ließen dafür sogar ihr Futter stehen. Manche

Ratten betätigten den Hebel bis zu 1.000-mal in der Stunde und bis zur völligen Erschöpfung. In einem weiteren Versuch nahmen die Ratten sogar Schmerzen in Kauf. Um an den »Glücksknopf« zu kommen, mussten sie über ein Gitter laufen, das Stromstöße aussandte. Damit war das sogenannte »Belohnungszentrum« im Gehirn entdeckt. Das limbische System ist anatomisch etwa im Zentrum des Gehirns verortet und von der Hirnrinde umgeben. Es ist besonders wichtig im Zusammenhang mit subjektivem Wohlbefinden, denn als sogenanntes emotionales Gehirn ist es für unser Gefühlsleben zuständig. Das lateinische Wort für Gefühl ist »Emotion«. Emotion hat etwas mit Bewegen (lat.: »movere«) zu tun. Es steckt auch in dem Wort Motor. Man könnte sagen, Gefühle sind der Motor unseres Lebens. Sie motivieren uns, bestimmte Dinge zu tun oder auch zu lassen.

- Der Hippocampus erfüllt wichtige Funktionen im Zusammenhang mit Gedächtnisleistungen und Lernen. Er entscheidet darüber, was wir uns merken und einprägen wollen. Er funktioniert am besten über Spaß und Freude, weshalb Lernen, wenn es erfolgreich sein soll, auch Spaß machen sollte.
- Den Gyrus cinguli könnte man als die Vernunftzentrale des limbischen Systems bezeichnen. Er filtert relevante Informationen, ist wichtig für die Selbstbeobachtung und auch für die Meldung körperlicher Fehlfunktionen, wie Schmerz, aber auch von seelischem Leid. Der Gyrus cinguli schätzt die mittel- und längerfristigen Folgen unseres Handelns ab und hat damit eine wichtige regulative Funktion im Belohnungs- und Motivationskreislauf; beispielsweise dann, wenn wir überlegen, ob wir morgens wirklich aus dem Bett aufstehen und arbeiten wollen, obwohl es doch hier so schön gemütlich ist. Damit gilt der Gyrus cinguli als Sitz des »Über-Ich«.
- Der Nucleus accumbens gilt als zentraler Teil des limbischen Belohnungs- und Motivationszentrums. Wird er stimuliert, etwa durch Vorfreude, schüttet er Dopamin aus. Dieses ist bekannt als das Glückshormon schlechthin. Dopamin gilt als der wichtigste lustfördernde Botenstoff. Es wird vermehrt ausgeschüttet, wenn wir Lust erleben, uns glücklich fühlen, lachen, uns auf etwas freuen; aber auch im Rausch. Dopamin befördert Verhaltensweisen, die in irgendeiner Weise Belohnung versprechen. Auf diese Weise treibt uns das Belohnungszentrum an. Dopamin wird auch dann schon ausgeschüttet, wenn wir uns das Ergebnis einer Anstrengung vor Augen halten. Diese Vorfreude spornt uns an, auch Entbehrungen, Mühen oder sogar Schmerzen auf uns zu nehmen, wie es zum Beispiel Marathonläufer tun.
- Die Amygdala ist auch als Angstzentrum bekannt. Sie steuert unser Angst-, Vermeidungs- und Stressverhalten.
- Der Hypothalamus ist das Regulationszentrum für vegetative Funktionen und den Lebens- bzw. Arterhalt. Als Managementzentrum für

Wichtige Teile des limbischen Systems

45

so zentrale Funktionen wie Atmung, Kreislauf, Essen, Trinken, Kampf, Flucht und Fortpflanzung muss der Hypothalamus mit starken Emotionen arbeiten. Er produziert dazu endogene Belohnungsstoffe, wie beispielsweise Opiate, die uns, je nach Dosis, zufrieden, glücklich, euphorisch oder ekstatisch machen.

Neuroplastizität Von der Arbeit des limbischen Systems bekommen wir nur teilweise etwas mit. Wir erleben hauptsächlich die Ergebnisse, die sich in Form bestimmter Emotionen oder Motivationen zeigen, und die wir uns nicht immer erklären können. Das limbische System wird daher als der »Sitz des Unbewussten« angesehen. Es hat sich stammesgeschichtlich entwickelt, als sich die Reptilien zu Säugetieren fortentwickelt haben. Der britische Psychologe Paul Gilbert bezeichnet das limbische System auch als unser »altes Gehirn«, weil wir es mit den anderen Säugetieren teilen (vgl. Gilbert 2014, S. 62 ff.). Im Vergleich zu den Reptilien ist im Gefühlsleben von Säugetieren einiges los. Säugetiere reagieren deutlich flexibler auf ihre Umwelt. Dank ihrer erweiterten Gehirnfunktionen können Säugetiere *lernen*. Dazu bedarf es der Erinnerung, beispielsweise an gute Futterplätze oder an gefährliche Situationen, und es bedarf eines starken Antriebssystems. Das limbische System setzt Anreize und belohnt Lernerfolge durch die Ausschüttung von Dopamin. Dopamin bewirkt auch, dass Gehirnareale, die durch die Lernerfahrung stimuliert werden, sich vergrößern. Der wissenschaftliche Begriff dafür heißt Neuroplastizität. In der Praxis des Alltags bedeutet Neuroplastizität, dass das, was ein Mensch erlebt und womit er sich beschäftigt, sein Gehirn verändert. Beispielsweise besitzen Londoner Taxifahrer einen größeren Hippocampus (der bei der räumlichen Orientierung hilft), weil sie täglich üben, sich im Straßengeflecht der britischen Metropole zu orientieren. Vermutlich trifft das ebenso auf Berliner oder Stuttgarter Taxifahrer zu, nur wurde es an diesen bislang noch nicht untersucht (Hanson 2010, S. 17).

Bindung Darüber hinaus werden im limbischen System Grundgefühle wie Freude, Glück und Erwartung, aber auch Wut, Furcht oder Enttäuschung zu unserer aktuellen Gefühlslage oder auch zu unserer Grundstimmung gemischt, also gewissermaßen zu der Tonart, in der wir klingen. Eine weitere zentrale Funktion des limbischen Systems ist das Bindungsverhalten. Das Hormon Oxytocin spielt eine wichtige Rolle in der Schwangerschaft und bei der Geburt und stärkt die Bindung zwischen Mutter und Kind, beispielsweise auch beim Stillen. Ganz allgemein wirkt sich Oxytocin bindungsfördernd aus und steht im Zusammenhang mit Gefühlen und Motiven wie Liebe, Fürsorge, Vertrauen, Ruhe und Entspanntheit. Zudem wird es bei Stress freigesetzt und wirkt sich stressmildernd aus. Damit spielt Oxytocin eine wichtige Rolle für emotionales Wohlbefinden. Es wird im Rahmen von beruhigenden, entspannenden und besonders auch zugewandten sozialen Verhaltensweisen ausgeschüttet, wie beispielsweise beim Singen, bei der Meditation, bei angenehmen Körperberührungen, wie Streicheln und Massagen, und beim Sex.

3.3.3 Der präfrontale Kortex

Das limbische System ist also hauptsächlich damit beschäftigt, Gefühle zu produzieren, die uns Hinweise auf unsere aktuelle Bedürfnissituation geben oder uns motivieren, Dinge zu tun, die uns (vermeintlich) nützen, und solche zu unterlassen, die uns (vermeintlich) schaden. Allerdings braucht es auch eine Instanz, die das Ganze irgendwie lenkt und im Gleichgewicht hält. Hier hat nun der präfrontale Kortex seinen Auftritt. Er ist es wohl, der uns in seinen höheren Funktionen von den anderen Säugetieren unterscheidet. Deshalb bezeichnet der britische Psychologe Paul Gilbert ihn auch als das »neue Gehirn«.

Der präfrontale Kortex ist so etwas wie das Kontrollzentrum. Hier ist unsere Vorstellung von uns als Person verortet. Hier entstehen Pläne und konkrete Vorstellungen. Hier werden in Sekundenbruchteilen ganze Imperien aufgebaut und wieder zerstört. Hier werden Romane konzipiert und Reisen ins Weltall, wurde das Auto erfunden, die Atombombe und das Smartphone. Der präfrontale Kortex ermöglicht es uns, auch mittels der dort verorteten Spiegelneuronen, empathisch mit anderen Lebewesen mitzufühlen, uns auf sie einzustimmen, uns mit ihnen zusammenzutun. Und das Ganze auf der Basis von Vertrauen und einem Gefühl für Gemeinschaft. Dies ist eine wesentliche Quelle für subjektives Wohlbefinden, denn Menschen sind zutiefst soziale Wesen.

Das Kontrollzentrum

Ebenso wie wir uns in andere einfühlen und hineinversetzen können, sind wir auch in der Lage, eine enge Verbindung zu uns selbst und zu unserem Inneren aufzunehmen. Der präfrontale Kortex pflegt enge Verbindungen zu allen anderen Hirnarealen, die für die Regulation unseres körperlichen und seelischen Wohlbefindens wichtig sind, auch zu den Bereichen der autonomen Körperregulation, wie dem sympathischen und parasympathischen Nervensystem. Neben diesen autonomen Kontrollfunktionen sorgt der präfrontale Kortex zudem für einen bewussten emotionalen Ausgleich, indem er eine ausgewogene Mischung aus Motivation, Anspannung und Ruhe herstellt.

Emotionale Ausgeglichenheit bedeutet, dass einerseits die limbischen Hirnareale aktiv genug sind, um dem Leben Sinn und Vitalität zu verleihen. Andererseits jedoch auch nicht überschießen und uns in ein manisches Chaos befördern. Diese Ausbalancierung von Anspannung und Entspannung, von Überforderung und Langeweile spielt eine wichtige Rolle in unterschiedlichen Modellen und Theorien zum subjektiven Wohlbefinden, beispielsweise im Flow-Erleben. Dieser Ausgleichsfunktion können wir uns auch bewusst bedienen, um unser subjektives Wohlbefinden zu fördern, etwa in der Meditation oder im Überprüfen unserer Motive.

3.3.4 Probleme zwischen »altem« und »neuem« Gehirn

Die höheren Funktionen des präfrontalen Kortex sind also ganz offensichtlich eine tolle Sache. Aber wie überall gibt es auch hier einen Haken, das Kleingedruckte in der Bedienungsanleitung sozusagen. Offensichtliche unerwünschte Wirkungen der höheren menschlichen Hirnfunktionen entnehmen wir täglich den Nachrichten. Menschen benutzen ihren Verstand auch, um furchtbare Gewalttaten und Verbrechen zu begehen. Das zugrunde liegende Problem liegt darin, dass unsere »neuen«, höheren geistigen Funktionen von den »alten«, aus dem limbischen System stammenden Emotionen, Motiven und Ängsten beherrscht werden können. Wenn starke Emotionen wie Wut, Rache oder Angst die Kontrolle über unser Denken bekommen, kann uns das »alte Gehirn« in eine gedankliche und emotionale Spirale aus Bedrohung, Hass und Vergeltung hineinziehen (vgl. Gilbert 2014, S. 69).

Das Bedrohungssystem Es ist nicht repräsentativ für die Geschichte der Menschheit, in einer deutschen Großstadt bei funktionierender Heizung und vollem Kühlschrank, umgeben von freundlichen und gutmeinenden Personen an einem Schreibtisch zu sitzen und ein Buch zu schreiben. Der Alltag für die meisten Menschen war und ist eher bestimmt vom Kampf ums Überleben, von der Furcht, Opfer von Gewalt zu werden, Hunger zu leiden, verfolgt zu werden oder auch, den Arbeitsplatz zu verlieren oder den sozialen Anschluss. Kein Wunder also, dass wir mit einem bestens funktionierenden Bedrohungssystem ausgestattet sind, das sich um alle möglichen Gefahren kümmert, die uns bedrohen können. Da die Vermeidung von Bedrohungen für unser Überleben so zentral ist, ist das Bedrohungssystem ziemlich sensibel. Tatsächlich spielen Angst und Furcht im Leben der meisten Menschen eine große Rolle. Unser Gehirn ist dazu angelegt, dass es Gefahren auch überschätzen und zu unserem Schutz Fehler machen kann. Dies ist auch eine Erklärung für die Entstehung von Angststörungen.

Dankbarkeit Gleichzeitig ist unser Angstsystem so konzipiert, dass positive Dinge ausgeblendet werden und der Fokus sich eher auf problematische Reize und Erfahrungen richtet. Das führt dazu, dass uns nicht selten die besten Erfahrungen entgehen und wir dazu neigen, unsere Aufmerksamkeit auf Hindernisse, Schwierigkeiten und unangenehme Erfahrungen zu richten. Diese Sicht repräsentiert jedoch nicht die ganze Wirklichkeit, sondern nur einen kleinen Ausschnitt daraus, der aus einer Momentaufnahme resultiert und daher meist geprägt ist durch unmittelbare Bedürfnisse oder Interessen.

Ich kann mich beispielsweise darüber aufregen, wenn ich auf meinem morgendlichen Weg zu einem Termin hinter ein Müllauto gerate. Das Müllauto behindert mich darin, zügig mein Ziel zu erreichen. Es stört mich. Wenn ich allerdings einen Augenblick nachdenke, stelle ich fest, dass ich vielleicht einen Tick zu spät losgefahren bin. Vielleicht fällt mir der letzte Streik der Müllabfuhr ein, während dem sich der Müll auf den Straßen sammelte und ich kann Dankbarkeit oder Erleichterung darüber empfinden, dass Menschen bei der Müllabfuhr arbeiten und dafür sorgen, dass ich in einer sauberen und gepflegten Umgebung arbeite. Vielleicht nehme ich andere ungeduldige Verkehrsteilnehmer wahr, die das Müllauto anhupen, und empfinde spontan Mitgefühl für die Müllwerker, die sich Aggressionen ausgesetzt sehen, obwohl sie einfach nur ihrer wichtigen und sinnvollen

Arbeit nachgehen. Ein einfacher Wechsel der Perspektive kann so zu einer völligen Neubewertung einer alltäglichen störenden Situation führen. Forschungen zur Dankbarkeit haben gezeigt, dass die bewusste Konzentration auf positive Erlebnisse und Erfahrungen zu einer messbaren Verbesserung des subjektiven Wohlbefindens beitragen kann.

Bohnenübung

Stecken Sie sich morgens, bevor Sie aus dem Haus gehen, eine Handvoll getrocknete (nicht gekochte!) Bohnen in die Hosen- oder Jackentasche. Immer wenn Ihnen etwas Positives begegnet, lassen sie eine Bohne in die andere Hosentasche wandern. Das Verschieben der Bohnen schärft die Aufmerksamkeit auf positive Erlebnisse. Vielleicht fällt es Ihnen in den ersten Tagen schwer, alle Bohnen in die andere Tasche zu bekommen. Im Verlauf der Übung wird sich Ihre Aufmerksamkeit auf positive Reize verbessern, und Sie können irgendwann die Bohnen wieder in den Kochtopf geben.

Die ganze Welt in einer Pizza

Wenn Sie eine Pizza bestellen, kommt nach einer Weile der Pizzabote, und Sie halten die Pizza in Händen. Denken Sie einmal darüber nach, was alles nötig war, damit die Pizza bei Ihnen ankam: Da war der Pizzabote, der sie Ihnen gebracht hat, das Auto oder Moped, mit der sie transportiert wurde. Die Pizza wurde Ihnen in einem Karton geliefert. Für diesen Karton mussten vielleicht Bäume gefällt werden. Menschen haben diese Bäume gefällt und sie wurden in einer Fabrik zu Karton verarbeitet. Ohne Straßen wäre der Pizzabote nicht bei Ihnen angekommen. In der Pizzeria haben Menschen einen Teig hergestellt, bearbeitet, belegt und gebacken. Das Mehl für den Teig war einmal Weizen auf einem Feld, der angepflanzt, kultiviert und geerntet werden musste. Dazu waren neben menschlicher Arbeit auch das Licht der Sonne und Wasser nötig. Die Milch für den Käse hat eine Kuh gespendet, der Stall in dem die Kuh lebt, besteht aus Beton oder Steinen, die aus unterschiedlichen Rohstoffen hergestellt wurden; er wurde von einem Architekten geplant und von Baufachleuten gebaut. Die Tomaten stammen vielleicht aus Spanien und wurden dort von Erntehelfern geerntet. Schließlich sind alle Zutaten für die Pizza über Transportwege, Bahn oder Lkws in Geschäften angekommen und letztendlich in der Pizzeria, wo sie zu Ihrer Pizza verarbeitet wurden.

Übungen zur Dankbarkeit

Dank Hypothalamus und Nucleus accumbens sind wir Menschen darauf gepolt, uns Dinge anzueignen, Erfolg zu haben, in Konkurrenz zu treten, Spaß zu haben. Wenn uns etwas richtig Gutes passiert, bekommen wir einen »Kick« von unserem Antriebssystem. Dopamin wird ausgeschüttet. Auch dann schon, wenn wir positive Ergebnisse nur erwarten oder uns ausmalen.

Das Antriebssystem

Das ist gut für uns, denn es sorgt dafür, dass wir unsere Bedürfnisse befriedigen, Ziele erreichen, uns fortpflanzen und uns weiterentwickeln.

Ähnlich wie beim Bedrohungssystem kann aber auch unser Antriebssystem die Kontrolle über die Funktionen des höheren Denkens im präfrontalen Kortex übernehmen. Davon, dass das besonders gut funktioniert, lebt unser Wirtschaftssystem, unsere Arbeitswelt und dreht sich die hedonistische Tretmühle. Paul Gilbert schreibt dazu:

> »... dass westliche Gesellschaften und konkurrenzorientierte Unternehmen zu stark darauf fixiert sind, die Emotionen des Erregungs- und Antriebssystems zu verstärken, die mit dem Stolz auf Erfolg, Besitz und Macht verbunden sind. Dieses Streben, haben und besitzen zu wollen, ist fast wie eine Sucht, was zum Teil daher rührt, dass wir dadurch ständig unser sympathisches Nervensystem überstimulieren und damit unsere Dopaminausschüttung anregen.« (Gilbert 2014, S. 107)

Probleme bereitet jedoch nicht nur die Jagd nach dem Dopamin-Kick. Probleme und Leid können auch entstehen, wenn Menschen nicht die Fähigkeiten oder die Kraft haben, bei dieser Jagd erfolgreich zu sein; oder gleich die Abkürzung zum Hochgefühl nehmen, indem sie Drogen konsumieren.

Der Affe in unserem Kopf
Und auch der Einzelne, vielleicht in bester Absicht, kämpft ständig mit den Nebenwirkungen seines komplexen Gehirns. Wenn eine Gazelle mit knapper Not dem Angriff einer Raubkatze entkommt, schüttelt sie sich kurz und frisst dann weiter, als sei nichts geschehen. Wir Menschen können das nicht. Unser präfrontaler Kortex ist ständig damit beschäftigt zu denken, zu analysieren, zu fantasieren und die Zukunft auszumalen: »Was wäre, wenn mich der Löwe erwischt und in Stücke gerissen hätte? Was, wenn ich den Bus verpasse? Was wäre geschehen, wenn nicht ...«

Diese permanente gedankliche Aktivität durchzieht unseren Geist als unablässiges Hintergrundrauschen und kann uns Probleme bereiten. Wir Menschen haben die Eigenschaft, Schmerz in Leiden zu verwandeln, indem wir uns gegen schmerzliche Erfahrungen wehren oder um ein schmerzliches Ereignis herum eine Geschichte spinnen, die dafür sorgt, dass das Ereignis lang über seine Existenz hinaus fortbesteht. Wenn mir beispielsweise ein anderer Verkehrsteilnehmer auf der morgendlichen Fahrt zur Arbeit die Vorfahrt nimmt, kann es sein, dass ich mich noch Stunden später über das Ereignis aufrege oder mir ausmale, wie ich es dem anderen hätte »heimzahlen« können. (Das mache ich natürlich nicht wirklich. In Wirklichkeit gibt es keine entspanntere und zuvorkommendere Autofahrerin als mich, und ich würde mich niemals über so eine Kleinigkeit aufregen! Lachhaft!)

Es wird deutlich: Die Mischung aus starken Emotionen und einem denkenden, reflektierenden und planenden Verstand kann einerseits eine Quelle von Glück und Wohlbefinden sein und andererseits richtige Probleme machen.

3.3.5 Emotionale Regulation

Das wirklich Faszinierende am Gehirn und seiner Funktionsweise liegt darin, dass es die Lösung für die genannten Probleme ebenso bereitstellt wie ihre Ursachen. Im Grunde kommt es darauf an, wie wir es nutzen. Das höhere Denken und das Antriebs- und Motivationssystem bieten unterschiedliche Möglichkeiten, auf konstruktive Weise mit dem Gehirn zu arbeiten und so das eigene Wohlbefinden positiv zu beeinflussen: Den aufmerksamen Blick nach innen, den man auch als Achtsamkeit bezeichnen kann, und die Stärkung des Bindungssystems.

In den letzten Jahrzehnten ist die Kluft zwischen den Menschen und den anderen Tieren dank vielfältiger wissenschaftlicher Erkenntnisse zunehmend geschrumpft. Man weiß heute, dass Tiere Werkzeuge benutzen, dass sie denken und planen können, dass sie so etwas wie ein Bewusstsein von sich selbst besitzen können und dass sie mit Artgenossen, sogar mit Individuen anderer Arten, mitfühlen können. Eine Fähigkeit jedoch scheint exklusiv menschlich zu sein. Nur der Mensch kann sich selbst beim Denken und beim Fühlen zuschauen. Menschen sind in der Lage, sich selbst zu reflektieren, zu verstehen, was in ihnen vorgeht, ihren eigenen Gefühlen und Motiven auf die Spur zu kommen.

Eine Möglichkeit, dies auf eine systematische Weise zu tun, liegt in der Achtsamkeit. Achtsamkeit ist die Anwendung spezieller Übungsmethoden, die dabei helfen, mit der geistigen Ebene vertraut zu werden und den Geist besser verstehen zu lernen (vgl. Gilbert 2014, S. 198). Dabei geht es darum, möglichst offen und bewusst im gegenwärtigen Moment zu sein, ohne zu urteilen. Allerdings handelt es sich bei der Achtsamkeit nicht nur um eine Technik, sondern auch um eine Haltung, allen Erfahrungen mit einer freundlichen und offenen Neugier zu begegnen und möglichst präsent zu sein. Die Übung von Achtsamkeit wirkt sich auf unterschiedliche Weise positiv auf das subjektive Wohlbefinden aus. Einer breiteren Öffentlichkeit wird die Übung von Achtsamkeit seit den 1970er Jahren zugänglich, insbesondere durch den US-amerikanischen Biologen Jon Kabat-Zinn, der mit Mindfulness-based stress reduction, kurz MBSR, ein Programm zum Umgang mit Stress und psychischen Belastungen entwickelt hat. Kabat-Zinn hat die ursprünglich aus dem Buddhismus stammenden Übungen von religiösen Inhalten losgelöst und sie damit für ein breites westliches Publikum zugänglich gemacht. Inzwischen ist die positive Wirkung von Achtsamkeit auf das subjektive Wohlbefinden in einer Vielzahl wissenschaftlicher Studien belegt. Besonders interessant ist, dass die Übung von Achtsamkeit sich auf die Struktur des Gehirns auswirkt, was durch Aufnahmen mittels FMRT vielfach nachgewiesen wurde und somit die Erkenntnisse zur Neuroplastizität unterstreicht.

Achtsamkeit

Diese einfache Atemmeditation bietet einen guten Einstieg in das Thema Achtsamkeit.

Atemmeditation

Teil 1: Gut sitzen

Nehmen Sie eine angenehme, aufrechte und entspannte Sitzhaltung ein. Fühlen Sie, ob die Augen entspannt sind. Fühlen Sie Ihren Mund: Lippen, Zunge, Mundhöhle; lassen Sie den Kiefer hängen, die Zungenspitze liegt entspannt an der oberen Zahnreihe. Balancieren Sie den Kopf auf der Wirbelsäule aus. Der Kopf ist aufrecht, wie am Scheitel nach oben gezogen, das Kinn neigt sich leicht zum Brustbein. Ihre Schultern sinken leicht nach hinten und zugleich nach unten. Wandern Sie die Wirbelsäule nach unten und lassen Sie das Steißbein nach unten hängen. Spüren Sie Ihr Gesäß auf der Unterlage. Spüren Sie Ihre Füße auf dem Boden.

Teil 2: Den Atem fokussieren

Wählen Sie den Bereich in Ihrem Körper, wo Sie den Atem am deutlichsten spüren.

Begleiten Sie nun das Kommen und Gehen des Atems mit entspannter Aufmerksamkeit. Beeinflussen Sie den Atem nicht, nehmen Sie ihn einfach wahr, lassen Sie ihn kommen und gehen. Wenn Sie durch Gefühle, Gedanken, Pläne oder Erinnerungen vom Atem abschweifen, registrieren Sie dies einfach und kehren Sie freundlich zum Atem zurück. Stellen Sie keine Erwartung an Ihre Meditation. Es gibt kein »gut« oder »schlecht«. Es gibt nur das Tun. Vielleicht ist es hilfreich, beim Einatmen zu sich selbst »einatmen« oder einfach »ein« und beim Ausatmen »aus« zu sagen.

Bindung stärken Neben den angenehmen Emotionen, die uns unser Antriebs- und Motivationssystem über die Ausschüttung von Dopamin bescheren kann, können wir auch Verbundenheit, Freundlichkeit, Sicherheit und innere Ruhe erleben. Diese weniger affektiven, vielleicht sanfteren Emotionen entstehen im Beruhigungs- und Bindungssystem, bei dem das Hormon Oxytocin und körpereigene Endorphine eine wichtige Rolle spielen. Ihre Bedeutung für unser subjektives Wohlbefinden rückt zunehmend in den Blick des wissenschaftlichen Interesses. Denn sie können, ebenso wie die gerichtete Aufmerksamkeit bei der Achtsamkeitsmeditation, gefördert und verstärkt werden. Das Beruhigungs- und Bindungssystem ist so bedeutsam, weil es uns hilft, unsere Emotionen, beispielsweise Angst, zu regulieren, und weil es unsere exzessiven Antriebsmotoren in Schach hält.

Wenn der Dalai Lama sagt, seine Religion sei die Freundlichkeit, dann möchte er damit auf die grundlegende Bedeutung von Freundlichkeit für das Wohlbefinden von Menschen hinweisen. Wenn ein Baby schreit, lässt es sich normalerweise durch liebevolle und fürsorgliche Zuwendung beruhigen. Und auch als Erwachsene kann sich unsere Stimmung völlig verändern, wenn wir missmutig durch unseren Tag stapfen und uns dabei jemand mit wirklicher Freundlichkeit begegnet. Freundlichkeit kann unsere Herzfrequenz und unseren Blutdruck senken. Durch Freundlichkeit, die wir erleben oder auch anderen entgegenbringen, aktiviert sich unser parasympathisches System. Oxytocin und Endorphine mildern das Empfinden von Stress und Bedrohung und fördern Gefühle von Geborgenheit, Frieden, Zugehörigkeit. Hierhin gehört auch das Gefühl von Einvernehmen mit allem, so wie es ist. Wenn das Beruhigungs- und Bindungssystem aktiv ist, können wir uns im Einklang mit der Welt erleben.

Forscher haben herausgefunden, dass das Bindungssystem selbst dann aktiviert wird, wenn man sich lediglich vorstellt, freundlich zu sich selbst oder zu einer anderen Person zu sein. Und natürlich kann man das Beruhigungs- und Bindungssystem durch Übungen stärken. Komplementär zur Übung von Achtsamkeit gibt es eine Reihe von Übungen, die aus dem Buddhismus stammen und dazu dienen, das Mitgefühl mit sich selbst und mit anderen zu fördern und zu stärken. Das intensive und regelmäßige Praktizieren von Mitgefühl kann die Struktur des Gehirns stark verändern. Vor wenigen Jahren ließ der bekannte Molekularbiologe und buddhistische Mönch Mathieu Ricard seine Gehirnaktivität bei der Mitgefühlsmeditation im FMRT beobachten. Dabei zeigte sich eine Aktivität, die so stark von allem bisher Bekannten abwich, dass Ricard als glücklichster Mensch der Welt durch die Medien ging.

3.3.6 Glück als Persönlichkeitsmerkmal

Es gibt Menschen, die scheinen eine besonders große Portion Glück abbekommen zu haben. Sie sind immer gut gelaunt und freundlich, auch wenn es regnet oder Frau Müller aus der Finanzabteilung im überfüllten Aufzug gerade ihren Pfennigabsatz auf ihrem großen Zeh platziert hat. Solche Menschen scheint wenig aus der Ruhe bringen zu können. Sie sind angenehme Gesprächspartner und man verbringt gerne Zeit mit ihnen. Sonntagskinder eben. Ganz entgegengesetzt zu den Sonntagskindern gibt es auch Menschen, die mit verdrießlicher Miene durch ihr Leben stapfen. Auch wenn die Sonne scheint oder ihnen etwas wirklich Gutes passiert, kann das ihre Laune bestenfalls kurzfristig heben. Nennen wir sie Montagskinder. Bei der Verteilung von Glück scheint es bisweilen recht ungleich zuzugehen. Ist Glück also ein Persönlichkeitsmerkmal? Ein Charakterzug? Ein genetischer Determinismus?

Sonntagskinder und Montagskinder

Tatsächlich gibt es in der Psychologie unterschiedliche Ansätze zu dieser Frage. Vertreter der sogenannten Top-down-Theorien sagen, Glück ist ein festgelegtes Persönlichkeitsmerkmal. Es ist die Persönlichkeit, die unsere Erfahrungen strukturiert. Was bedeuten würde, dass man als Montagskind die Welt eben durch die Brille eines Montagskindes wahrnimmt. Ein Montagskind denkt vielleicht, wenn es eine Torte geschenkt bekommt: »Wie furchtbar! Wer soll das nur alles essen! Und die vielen Kalorien!«. Ein Sonntagskind freut sich vielleicht, im Stau zu stehen, weil das spannende Hörbuch noch nicht zu Ende ist. Erfahrungen werden in dieser Theorie als etwas betrachtet, was nicht per se gut oder schlecht ist, sondern seine jeweilige Färbung durch die Interpretation der Person bekommt.

Einen Erklärungsansatz für die emotionale Grundfärbung bieten die Gene. Durch Zwillingsforschung fanden Wissenschaftler Ende der 90er Jahre des letzten Jahrhunderts heraus, dass das menschliche Glücksempfinden zu einem beträchtlichen Teil genetisch festgelegt scheint. So könne

Genetische Disposition zum Glück

man zu 50 % genau voraussagen, wie glücklich sich eine Person fühlt, wenn ihre eineiige Zwillingsschwester bereits zehn Jahre zuvor gefragt worden wäre, wie glücklich sie sich fühlt (vgl. Bucher 2009, S. 50). Das passende Glücksgen fand sich ebenfalls mit dem Gen D 4, einem Dopaminrezeptor. Sie erinnern sich: Dopamin ist die treibende Kraft in unserem Antriebs- und Belohnungszentrum.

Glück ist erlernbar Allerdings reicht die genetische Disposition alleine nicht aus, um das individuelle Glücksniveau zu erklären. So können Menschen durch ungünstige Lebensgewohnheiten unter ihren eigentlichen Glückswert fallen. Genauso können sie sich aber durch eine positive Änderung ihrer Verhaltensweisen über ihr ursprüngliches Glücksniveau erheben. Der Anteil der genetischen Disposition für das Glücksempfinden liegt wohl bei etwa 50 %. Der Anteil der Lebensumstände ist, wie wir bereits im Kapitel zur objektiven Lebensqualität gesehen haben, eher gering. Er liegt bei etwa 10 %. Demzufolge wären etwa 40 % des Glücksempfindens durch Verhaltensänderungen zu beeinflussen. Glück ist also, bis zu einem gewissen Grad, erlernbar. Der Buchmarkt bietet hierzu eine Fülle, teils sehr fundiert wissenschaftlich aufgearbeiteter, Ratgeber. Als bekannte Namen der positiven Psychologie seien Robert Emmons mit seinen Erkenntnissen aus der Dankbarkeitsforschung genannt sowie die Psychologen Sonja Lyubomirski und Martin Seligmann. Die entsprechenden Titel sind im Literaturverzeichnis aufgeführt.

Allerdings ist es wichtig, hier nicht einem allgemeinen Machbarkeitsoptimismus zu verfallen. Zu verstehen, wie das Gehirn funktioniert, ist eine Sache, das Bemühen, an sich selbst zu arbeiten und eingefahrene Verhaltensweisen zu ändern, eine andere. Wir leben auch in einer Gesellschaft, in der zunehmend große Teile der Bevölkerung von Ressourcen wie Bildung und Wohlstand abgekoppelt leben und andere Teile sich, einem absoluten Erfolgsdiktat unterworfen, mit der permanenten Optimierung ihres Selbst abmühen. Auch aus Angst, den Anschluss zu verlieren. Der französische Philosoph Michel Foucault bezeichnet diese Selbstoptimierung als »Gouvernementalität«. Wo die Daseinsvorsorge in früheren Zeiten als Aufgabe des Staates betrachtet wurde, rückt sie, auch vor dem Hintergrund des neoliberalen Zeitgeistes, zunehmend in den Verantwortungsbereich des Einzelnen. Dieser Trend zur Verschiebung allgemeiner Lebensrisiken in den privaten Bereich ist auch Thema des vorliegenden Buchs. Deshalb halte ich es für besonders wichtig, subjektives Wohlbefinden stets im gesellschaftlichen und im organisatorischen Kontext zu betrachten.

3.4　Lebenszufriedenheit

Lebenszufriedenheit ist ein kognitiver Aspekt von Wohlbefinden. Man spricht deshalb von kognitiv, weil das Leben gedanklich bewertet wird.

Daher steht bei der Zufriedenheit nicht das Gefühl im Mittelpunkt der Betrachtung, sondern der gedankliche Prozess, in dessen Verlauf und an dessen Ende freilich wieder ein oder mehrere Gefühle stehen. Früher vertrat die Wissenschaft die Ansicht, dass Gefühle und Gedanken in zwei unterschiedlichen Welten entstehen, die nichts miteinander zu tun haben, ja sogar etwas Gegensätzliches sind. In der vernunftgeprägten Atmosphäre der Wissenschaft wurde dabei der Kognition zumeist der Vorrang vor der schwer greifbaren Gefühlswelt eingeräumt. Der amerikanische Hirnforscher Richard Davidson beschreibt in seinem empfehlenswerten Buch »Warum wir fühlen, wie wir fühlen«, dass selbst die Psychologie sich erst seit etwa zwanzig Jahren intensiv mit Gefühlen auseinandersetzt. Dabei sind Gedanken und Gefühle untrennbar miteinander verbunden und beeinflussen sich gegenseitig. Die Erfahrung kennen wir alle: Wenn ich eine Leistung, die ich erbracht habe, gedanklich als schlecht bewerte, werde ich dabei auch unangenehme Gefühle empfinden. Gedanken erzeugen Gefühle und Gefühle erzeugen Gedanken. Dieser Sachverhalt erklärt, weshalb gedankliche Prozesse, wie der Soll-ist-Abgleich, in einem entscheidenden Maße zu unserem subjektiven Wohlbefinden beitragen. Lebenszufriedenheit bedeutet, das eigene Leben zu bewerten vor dem Hintergrund objektiver Lebensbedingungen und subjektiver Wertzuschreibung. Diese Bewertung kann sich entweder auf das gesamte Leben erstrecken oder auf einzelne Lebensbereiche.

> »Das erste und größte aller Bedürfnisse ist aber die Beschaffung der Nahrung um der Existenz und des Lebens Willen … Das zweite dann die Beschaffung einer Wohnstätte, das dritte die von Kleidung und was dahin gehört.« (Platon: Der Staat)

Bedürfnisse befriedigen

Zufriedenheit mit dem eigenen Leben entsteht aus der Befriedigung von Bedürfnissen. Möglichst viele Bedürfnisse zu befriedigen, kann dabei eine Möglichkeit darstellen, die eigene Lebenszufriedenheit zu erhöhen. Diese Strategie ist in den westlichen Gesellschaften weit verbreitet. Hier kommt das Antriebssystem aus dem Kapitel Glück zum Zug. Allerdings hat sie einen Haken. Wie bereits im Kapitel zur objektiven Lebensqualität deutlich wurde, kann die Befriedigung möglichst vieler Bedürfnisse schnell in die sogenannte »hedonistische Tretmühle« führen. Denn die Zufriedenheit über das jüngst gestillte Bedürfnis ist vielleicht noch nicht ganz verklungen, da taucht bereits das nächste auf. Eine weitere Möglichkeit besteht in der Befriedigung bestimmter Bedürfnisse, die für die betreffende Person von großer Bedeutung sind. Eine bedeutende wissenschaftliche Quelle dieser Ansätze liegt in der Bedürfnistheorie von Abraham Maslow, der davon ausging, dass Menschen eine Reihe ähnlicher Bedürfnisse haben, die in Form einer Pyramide hierarchisch gegliedert sind.

Die Basis der Bedürfnispyramide bilden unsere existenziellen Grundbedürfnisse (»Haben«), wie das nach Nahrung, Kleidung und Sicherheit. Darauf folgen soziale Bedürfnisse (»Lieben«), wie das nach Liebe, Verbundenheit und sozialer Anerkennung. An der Spitze der Bedürfnishierarchie sieht Maslow das Bedürfnis nach Selbstverwirklichung (»Sein«). Maslow zufolge setzt eine Befriedigung der höheren sozialen und Entwicklungsbedürfnisse voraus, dass zunächst die Grundbedürfnisse nach Nahrung und Sicherheit befriedigt sein müssen.

Die Maslow'sche Bedürfnispyramide erinnert stark an die Dimensionen objektiver Lebensqualität. Allerdings ist hier die Perspektive eine andere. Die objektive Lebensqualität blickt von außen auf den Menschen. Dagegen betrachtet der Ansatz der Lebenszufriedenheit Lebensqualität aus der Perspektive der einzelnen Person. Hier geht es nicht darum, ob eine Person beispielsweise objektiv gesund ist, sondern darum, wie zufrieden die Person mit ihrer Gesundheit ist. Die objektive und die subjektive Gesundheit können dabei sehr unterschiedlich sein. Eine Erfahrung, die man in der Altenhilfe öfter macht, ist die, dass chronisch kranke, pflegebedürftige Personen die Frage nach ihrer Gesundheit häufig mit »Gut« beantworten. Und tatsächlich ist die subjektive Zufriedenheit mit der Gesundheit ein Vorhersagefaktor für subjektives Wohlbefinden. Bei der objektiven Gesundheit trifft dies nicht grundsätzlich zu. Es geht bei der Lebenszufriedenheit also immer um die eigene Bewertung und nicht um das, was objektiv vorhanden ist. Die Subjektivität der Bedürfnisse und deren Bewertung ist auch eine Begründung für die Kritik an einer Hierarchisierung von Bedürfnissen, wie sie Maslow vorgenommen hat. So gibt es beispielsweise Menschen, die unter größtmöglichem Verzicht auf materielle Sicherheit das Bedürfnis nach Selbstentfaltung ins Zentrum ihres Lebens stellen.

Sich selbst entfalten

Noch vor wenigen Jahren war die Ansicht verbreitet, dass ein Mensch mit 27 Jahren am Ende seiner Entwicklung angelangt sei. Ich fand diese Aussicht immer beunruhigend. Warum ist die Vorstellung so erschreckend, dass man mit einem bestimmten Alter aufhören könnte, sich zu verändern oder sich zu entwickeln? Es liegt im Wesen des Menschen und ist ein Grundbedürfnis, sich weiterzuentwickeln. Unsere Fähigkeiten und Talente zu entdecken und zu entfalten, ist eine Bedingung dafür, dass wir mit unserem Leben zufrieden sind.

Der amerikanische Psychologe Carl Rogers (1902–1987) hielt diese menschliche Fähigkeit für so bedeutend, dass er sie ins Zentrum seiner Persönlichkeitstheorie stellte und damit zur eigentlichen menschlichen Grundeigenschaft erhob. Zu reifen, zu wachsen und sich selbst zu entfalten war für Carl Rogers keine Fähigkeit, die man hat oder nicht hat, sondern ein menschlicher Grundvollzug, der sich in jedem Augenblick ereignet. Rogers nannte diese Eigenschaft »Aktualisierungstendenz«. Die *Aktualisierungstendenz* ist die grundsätzliche Fähigkeit, sich selbst zu erhalten und weiterzuentwickeln. Sie erschöpft sich nicht mit dem Alter, sondern sie besteht fort bis zum Tod. Einen sehr treffenden lyrischen Ausdruck für die Aktualisierungstendenz findet Hermann Hesse in seinem berühmten Gedicht »Stufen«.

Das Gedicht macht deutlich: Bei der Entwicklung geht es nicht nur darum, in irgendetwas immer besser zu werden und seine Talente zum Blühen zu bringen. Der Prozess der Reifung kann auch ein ganz innerlicher sein. Selbst im Sterben entwickelt sich der Mensch. Man könnte den Prozess des Sterbens sogar als den letzten großen Entwicklungsschritt im Leben bezeichnen. Das kann jeder erleben, der Menschen in ihrem Sterben

Stufen

Wie jede Blüte welkt und jede Jugend
Dem Alter weicht, blüht jede Lebensstufe,
Blüht jede Weisheit auch und jede Tugend
Zu ihrer Zeit und darf nicht ewig dauern.
Es muß das Herz bei jedem Lebensrufe
Bereit zum Abschied sein und Neubeginne,
Um sich in Tapferkeit und ohne Trauern
In andre, neue Bindungen zu geben.
Und jedem Anfang wohnt ein Zauber inne,
Der uns beschützt und der uns hilft, zu leben.

Wir sollen heiter Raum um Raum durchschreiten,
An keinem wie an einer Heimat hängen,
Der Weltgeist will nicht fesseln uns und engen,
Er will uns Stuf' um Stufe heben, weiten.
Kaum sind wir heimisch einem Lebenskreise
Und traulich eingewohnt, so droht Erschlaffen,
Nur wer bereit zu Aufbruch ist und Reise,
Mag lähmender Gewöhnung sich entraffen.

Es wird vielleicht auch noch die Todesstunde
Uns neuen Räumen jung entgegen senden,
Des Lebens Ruf an uns wird niemals enden ...
Wohlan denn, Herz, nimm Abschied und gesunde!

Hermann Hesse (1941)

begleitet. Das Leben richtet seinen Ruf an uns. Diesem Ruf nicht zu folgen, bedeutet Stagnation. Denn die Dinge ändern sich stetig. Für Carl Rogers war Stagnation ein Symptom dafür, dass eine Person in ihrer Gesundheit gefährdet sei. Rogers hatte, so wie Hermann Hesse, sehr genau erkannt, dass unser inneres Wachstum gefährdet ist, wenn es an Grenzen stößt, die uns unsere soziale Umwelt setzt.

Empathie, Wertschätzung und Echtheit unserer sozialen Umwelt sind für den Psychologen Rogers der Dünger, der uns wachsen lässt. Drohen wir, durch unsere Entfaltungsbestrebungen diesen sozialen Dünger zu verlieren, schützen wir unser Selbst im Zweifel vor Verletzung, indem wir uns von unseren eigenen Antrieben entfernen und uns an Verhaltensweisen oder ein Selbstkonzept anpassen, die unseren inneren Bedürfnissen widersprechen. Diese Anpassung wird bezeichnet als *Selbstaktualisierung*. Die Erfahrungen, die dabei gemacht werden, sind schmerzlich, doch ein unausweichlicher Teil des Sozialisationsprozesses, den jeder durchläuft. Schwierig wird es, wenn die Aktualisierungstendenz und die Selbstaktualisierungstendenz in sehr unterschiedliche Richtungen tendieren, wir uns also sehr weit von unserem inneren Erleben entfernen und »inkongruent« werden. Sprich: wenn die Darstellung unserer Person nach außen stark von unserem inneren Erleben abweicht. Mit dem Begriff der *Kongruenz* bezeichnet Carl Rogers den Zustand der Stimmigkeit zwischen Selbstkonzept, innerem Erleben und Verhalten. Kongruenz ist dabei kein Zustand, den man

Wachstum durch Beziehungen

57

irgendwann einmal für immer erreicht, sondern ein unablässiges Bestreben. Carl Rogers hatte ein dynamisches Menschenbild.

Dynamisches und statisches Selbstbild

Die Wirkung, die ein dynamisches oder ein statisches Bild von sich selbst auf das subjektive Wohlbefinden hat, erforscht die Psychologin Carol Dweck (2007). Intelligenz ist eine angeborene Eigenschaft. Entweder man ist schlau oder man hat in der Hinsicht Pech gehabt; man ist sportlich oder musikalisch – oder eben nicht. Was früher als unumstößliches Schicksal galt, wird heute als Prozess angesehen. Eigenschaften wie Intelligenz oder Fähigkeiten, wie singen oder Fußball spielen zu können, sind im Wesentlichen das Ergebnis von Bemühungen. Talent spielt bei diesen Dingen eine eher untergeordnete Rolle. Geigenvirtuosen werden nicht geboren. Der Unterschied zwischen dem Virtuosen und dem Hobby-Geiger liegt in der Zeit, die jeder der beiden mit seinem Instrument verbringt. Man geht heute davon aus, dass man sich etwa 10.000 Stunden mit einer Sache beschäftigen muss, um Meisterschaft in ihr zu erreichen. Natürlich stellt sich dabei die Frage, ob man wirklich ein Virtuose werden will, wenn man beispielsweise beginnt, Violine zu lernen. Es kann auch einfach Spaß machen und die Freizeit versüßen (bei der Violine gilt das vielleicht nicht unbedingt für die Nachbarschaft). Studien zur Neuroplastizität des Gehirns beweisen, dass sich unser Gehirn schnell an neue Aufgaben anpasst. So sollten Studenten eine Woche lang täglich ein bestimmtes Stück am Klavier üben. Der anschließende Gehirnscan ergab, dass das Areal, das im Gehirn für die Motorik der Hände zuständig ist, sich in dieser kurzen Zeit bereits vergrößert hatte. Dieser Effekt war in geringerem Ausmaß sogar bei einer Kontrollgruppe nachweisbar, die nicht spielte, sondern sich nur vorstellte, die Noten zu spielen.

Ob Menschen offen dafür sind, sich Neues anzueignen und sich Prüfungen zu unterziehen, hängt, so Carol Dweck, stark vom Selbstbild der betreffenden Person ab. Menschen mit einem statischen Selbstbild sind davon überzeugt, dass eine Eigenschaft wie Intelligenz einen festen und unveränderlichen Bestandteil der Persönlichkeit darstellt. Menschen mit dynamischem Selbstbild glauben, dass sie durch Anstrengung intelligenter werden können. Diese Einschätzungen haben einen weitreichenden Einfluss darauf, wie Menschen ihr Leben führen, ob sie der oder die werden, die sie sein wollen, und ob sie erreichen, was sie sich vornehmen. Wenn eine Person glaubt, dass ihre Fähigkeiten festgelegt sind, hängt ihr Selbstkonzept davon ab, dass sie sich immer wieder bestätigen muss. Eine schlechte Note stellt dann das gesamte Selbstkonzept in Frage. Wenn ich so intelligent bin, dann muss ich eine gute Note haben, ohne mich allzu sehr dafür anzustrengen. Für eine Person mit dynamischem Selbstbild bedeutet eine schlechte Note dagegen gerade einen Ansporn, sich das nächste Mal mehr anzustrengen. Diese Selbstbilder bilden sich bereits im Vorschulalter heraus, wie Dweck bei einer Untersuchung entdeckte. Sie stellte Vierjährige vor die Wahl, entweder ein einfaches Puzzle erneut zusammenzusetzen, oder sich an einem etwas schwierigeren, neuen Puzzle zu versuchen. Viele der Kinder lehnten es ab, dazuzulernen. Die Angst, einen Fehler zu machen und dadurch das statische Selbstbild zu gefährden, war bereits in diesem Alter zu groß.

Was für Kinder gilt, trifft in gleichem Maße auf ältere Menschen oder Menschen mit Krankheit oder Behinderungen zu. So gibt es inzwischen einige Beispiele dafür, dass sogar demenzkranke Menschen lernen können, Geige oder ein anderes Instrument zu spielen. Der sehr sehenswerte Film »Das Lied des Lebens« begleitet Pflegeheimbewohner, darunter einen alten Herrn mit Halbseitenlähmung und eine blinde alte Dame, dabei, wie sie sich wieder der Musik annähern oder ganz neu mit dem Singen anfangen. Mit jedem Schritt in eine neue Richtung kann sich eine neue Welt öffnen. In jedem Alter. Dies ist eine wesentliche Quelle für Lebenszufriedenheit.

Eine besondere Form von Bedürfnissen stellen Ziele dar. Teleologische Ansätze gehen davon aus, dass Menschen ihr Tun auf Ziele ausrichten und dass ein wesentlicher Aspekt eines »lebenswerten« Lebens darin liegt, dass Menschen sich Zielen verpflichtet fühlen können. Die besondere Bedeutung von Zielen liegt darin, dass sie vermitteln, es lohne sich, für etwas zu leben. Ziele binden und verpflichten Menschen auf etwas und lenken damit ihr Denken und Handeln in eine bestimmte Richtung. Die Bindung an ein Ziel verleiht dem Leben darüber hinaus einen Sinn.

Ziele verwirklichen

Ein Ziel zu erreichen, macht Menschen zufrieden. Dies kann ein kleines, alltägliches Ziel sein, wie etwa die Wäsche zu bügeln, oder ein größeres Ziel, beispielsweise nach einer Hüftoperation wieder selbständig laufen zu lernen. Ziele können bis ins hohe Alter einen starken inneren Antrieb darstellen und sogar das Leben verlängern. So ist es beispielsweise denkbar, dass ein sehr alter Mensch noch unbedingt sein Urenkelkind oder den nächsten runden Geburtstag erleben will. In meiner pflegerischen Laufbahn habe ich eine größere Zahl an sehr alten Damen kennengelernt, die sich vorgenommen hatten, hundert zu werden. Dieses Ziel blieb trotz einer fortgeschrittenen demenziellen Erkrankung weiterhin erhalten. Die meisten dieser alten Damen starben kurz nach Erreichen ihres hundertsten Geburtstages, den sie mit einer überraschenden geistigen Präsenz gebührend gefeiert hatten. Für Pflegende und Betreuungspersonen ist es besonders wichtig, die Ziele der Menschen zu kennen, die sie pflegen und betreuen. Denn sie sind ein wesentlicher Antrieb für die erfolgreiche gemeinsame Arbeit.

3.5 Integrative Ansätze

Wie oben gezeigt wurde, ist eine einseitige Sicht auf das Phänomen Lebensqualität aus ausschließlich objektiver oder subjektiver Sicht mit einigen Problemen verbunden. Die objektive Sicht, womöglich noch in Form einer Fremdbeurteilung von außen, vernachlässigt die Tatsache, dass Lebenszufriedenheit nur durch die betroffene Person selbst beurteilt werden kann. Lebenszufriedenheit und Wohlbefinden sind komplexe innerpsychische Phänomene, die sich nur in sehr geringem Maße über objektive Kriterien abbilden oder vorhersagen lassen. Menschen passen ihre Erwartungen an ein gutes Leben den realen Möglichkeiten an. Dies hilft ihnen, auch schwierige Situationen wie Krankheit, Alter und Verluste zu bewältigen. Dies führt zumindest teilweise auch zu den überraschenden Befunden, die unter dem Begriff Zufriedenheitsparadox zusammengefasst werden können. Eine ausschließliche Konzentration auf die subjektiven Aspekte der Lebensqualität würde jedoch die Tatsache außer Acht lassen, dass bestimmte Wohlbefinden konstituierende Merkmale wie Sicherheit, finanzieller Wohlstand oder Bildung durchaus von objektiven Kriterien, beispielsweise einer Gesellschaft, abhängen. Zudem birgt eine rein subjektive Sichtweise die Gefahr, schlechte objektive Lebensverhältnisse hinzunehmen, mit dem Hinweis, dass sich viele Menschen darin zufrieden zu fühlen scheinen. Wenn Zusammenhänge nicht unmittelbar sichtbar werden, bedeutet das nicht, dass es keine gibt. Aus diesem Grund richtet sich eine Reihe wissenschaftlicher Ansätze darauf, objektive und subjektive Zugangsweisen zu dem Phänomen Lebensqualität zu verbinden.

Eine Sichtweise von Lebensqualität, die die objektive und subjektive Bewertung miteinander verbindet, bietet das Konzept der »Lebbarkeit« eines Umweltsystems (vgl. Veenhoven 1997, S. 290). Ihm liegt die Annahme zugrunde, dass die Lebensqualität einer Gesellschaft aus einem hohen Maß an Übereinstimmung (Passung) zwischen dem resultiert, was eine Umwelt bietet und fordert, und den individuellen Bedürfnissen und Fähigkeiten der Personen, die in dieser Umwelt leben.

Der Passung von Person und Umwelt kommt in diesem Buch große Bedeutung zu. Die ökologische und die psychosoziale Gerontologie bieten eine Reihe wissenschaftlicher Beiträge und Modelle, die sich mit ähnlichen Fragen auseinandersetzen. Sie sollen im folgenden Kapitel näher beleuchtet werden.

3.5.1 Ökologische Gerontologie und Lebensqualität

Altern und Wohnen im Heim stellt ein klassisches Thema der sozialen sowie der ökologischen Gerontologie dar.

> »Die ökologische Gerontologie betrachtet dabei den alten Menschen als einen stets in einer bestimmten Umwelt Handelnden und geht von der grundlegenden Annahme aus, dass Erleben und Verhalten in entscheidender Weise auch von Umweltbedingungen beeinflusst wird.« (Wahl et al. 1999, S. 52)

Die ökologische Gerontologie befasst sich zu großen Teilen mit der Passung von Person und Umwelt. Gerade Heimbewohner sind in besonderem Maße von ihrer sozialen und räumlichen Umwelt abhängig. Denn sie leiden in der Regel an gesundheitlichen Einschränkungen, und ihr Aktionsradius beschränkt sich häufig auf das Heim, den Wohnbereich oder das eigene Zimmer, gelegentlich sogar nur auf das Bett. Für die Aufrechterhaltung selbständigen Verhaltens und die Lebensqualität im Pflegeheim spielt neben der Anpassung der Heimumwelt an bestimmte Funktionseinschränkungen auch das Verhalten der dort beschäftigten Pflegekräfte eine zentrale Rolle:

Werden etwa Bewohnerinnen und Bewohner darin gefördert, sich selbständig zu verhalten, oder wird durch die Pflegenden innerhalb der Einrichtung eher unselbständiges Verhalten unterstützt? Im Mittelpunkt der ökologisch-gerontologischen Betrachtung stehen daher

- die alten Menschen,
- die im Heim tätigen Professionellen,
- die gebaute Umwelt,
- die Heimorganisation
- und das soziale Klima in ihren Wechselbeziehungen.

Die räumliche und die soziale Dimension werden deshalb gleichermaßen betrachtet, weil sie in enger Wechselbeziehung zueinander stehen und sich gegenseitig beeinflussen. So sind Esstische beispielsweise häufig territorial besetzt oder wird raumbezogenes Verhalten, wie das Verlassen des Wohnbereichs oder der Einrichtung, nicht selten sozial sanktioniert, wenn Mitarbeiter etwa Selbstgefährdung vermuten. Auf der anderen Seite entwickeln sich Sozialkontakte im Heim in Abhängigkeit von räumlichen Gegebenheiten, beispielsweise durch das Vorhandensein von Gemeinschaftsräumen oder einem die Sinne anregenden Garten.

Im Folgenden werden zentrale Modelle der ökologischen Gerontologie vorgestellt, die unterschiedliche Facetten der Lebenszufriedenheit in stationären Einrichtungen in Abhängigkeit der räumlich-sozialen Gegebenheiten analysieren.

3.5.2 Das Kompetenzmodell von Lawton

Der einflussreichste Vertreter eines Kompetenzmodells ist der Gerontologe Lawton. Lawton geht davon aus, dass Heimbewohner im Hinblick auf Umweltanforderungen vulnerabel (verletzbar) sind und somit auch als »Umweltopfer« verstanden werden können. Dies ist auf den Rückgang von Fähigkeiten, insbesondere des Sehens, Hörens, Gehens und der Kognition, zurückzuführen. Daher nimmt die Bedeutung von Umweltfaktoren in gleichem Maße zu, in dem die Kompetenzen der Person abnehmen.

Nach dem ökologischen Modell des Alters von Lawton resultieren Verhalten und Emotionen eines älteren Menschen aus dem Grad seiner Fähigkeiten und einer bestimmten Anforderungsstruktur durch die Umwelt. Umweltanforderungen wirken Lawton zufolge als Reiz, den der alte Mensch durch Anpassung an die Umwelt zu verringern versucht. Die Anpassung kann sowohl durch eine Verringerung der Umweltanforderungen als auch durch eine Erweiterung der eigenen Kompetenzen erfolgen. Zu hohe Umweltanforderungen führen zu mangelnder Verhaltensanpassung und negativen Emotionen. Gleiches gilt für zu geringe Umweltanforderungen. Emotionales Wohlbefinden und Verhaltenskompetenz stellen sich in dem Bereich ein, innerhalb dessen der Kompetenzgrad der Person und die Umweltanforderungen in etwa übereinstimmen. Bei Personen mit einem geringen Kompetenzniveau wäre also Wohlbefinden nur bei relativ geringen Umweltanforderungen zu erreichen. Gleichzeitig wirken sich laut Lawton bereits geringe Veränderungen im Bereich der Umweltanforderungen deutlich auf Verhalten und Wohlbefinden der betreffenden Person aus. Ein entscheidender Punkt des Modells von Lawton liegt also darin, dass die Bedeutung von stützenden und fördernden Umgebungsbedingungen für das Verhalten und Erleben einer Person in dem Maße zunimmt, wie ihre Verhaltenskompetenzen abnehmen. Kurz: Je weniger eine Person kann, beispielsweise Treppensteigen, desto wichtiger wird eine angepasste Umgebung, beispielsweise ein Aufzug.

Obgleich Lawtons Modell innerhalb der Gerontologie eine wichtige Position einnimmt, gibt es einige Kritikpunkte. So vernachlässigt Lawton bei seiner Konzentration auf psychologische Ressourcen die Bedeutung finanzieller Ressourcen für das umweltbezogene Verhalten. Mobilität ist eben nicht ausschließlich das Resultat innerer Kontroll- oder Selbstwirksamkeitsüberzeugungen, sondern hängt in hohem Maße davon ab, ob bestimmte Hilfsmittel wie etwa ein Taxi auch finanzierbar sind.

3.5.3 Das Kongruenzmodell von Carp und Carp

Eine wichtige Erweiterung des Kompetenzmodells von Lawton haben die Gerontologen Carp und Carp vorgenommen. Das Kongruenzmodell von Carp und Carp kann als Verbindung des Kompetenz-Ansatzes mit dem Ansatz der Person-Umwelt-Passung angesehen werden, da es neben Kompetenzen (vgl. Lawton) auch Bedürfnisse einer Person im Blick hat, die Präferenzen für bestimmte Umweltbedingungen mit sich bringen. Zudem wird in dem Modell der Tatsache Rechnung getragen, dass eine optimale Passung zwischen Person und Umwelt nicht unmittelbar zu Wohlbefinden und Lebenszufriedenheit führt, sondern dass der Zusammenhang durch subjektive Faktoren wie Kontrollüberzeugungen und individuelle Bewältigungsstrategien modifiziert wird.

Das Modell von Carp und Carp (1987) basiert auf der Grundannahme, dass das Verhalten und Erleben älterer Menschen aus der Passung von Person und Umwelt resultiert. Diese Passung besteht aus zwei Aspekten, die den beiden Teilmodellen des Ansatzes entsprechen: Einerseits meint Passung die Komplementarität von Person und Umweltmerkmalen (▶ Abb. 4, *Teilmodell 1*). Hier sind persönliche Kompetenzen angesprochen, die durch bestimmte Umweltmerkmale eher gefördert oder behindert werden. Dieser Teil des Modells erinnert an das Kompetenzmodell von Lawton. Er umfasst den Bereich der Kompetenzen einer Person, die für die alltägliche Lebensführung von Bedeutung sind, wie beispielsweise der Gesundheitszustand, sensorische Fähigkeiten wie Seh- oder Hörvermögen, motorische Fähigkeiten und kognitive Fähigkeiten.

Andererseits bezeichnet Kongruenz die Ähnlichkeit von Person- und Umweltmerkmalen (▶ Abb. 4, *Teilmodell 2*). An diesem Punkt gehen Carp und Carp über das Kompetenzmodell von Lawton hinaus, und die Anlehnung an die Bedürfnistheorie von Maslow rückt in den Blickpunkt:

Während die Komplementarität von Person und Umwelt die Defizitbedürfnisse, also den unteren Bereich der Bedürfnisse nach Maslow abdeckt, betrifft die Ähnlichkeit zwischen Person und Umwelt den Bereich der Entwicklungsbedürfnisse. Hier ist die Frage angesprochen, inwieweit Merkmale der Umwelt mit bestimmten höheren Bedürfnissen übereinstimmen, ob also die Merkmale der Umwelt etwa mit dem Bedürfnis nach Privatheit übereinstimmen. Abbildung 4 verdeutlicht, was gemeint ist.

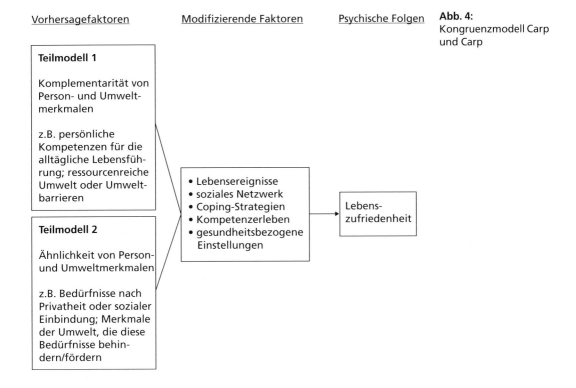

Abb. 4: Kongruenzmodell Carp und Carp

Umweltmerkmale können Personen in der Verrichtung ihres alltäglichen Lebensvollzugs entweder unterstützen oder behindern. Das gleiche gilt für Bedürfnisse, wie etwa dem nach Privatheit. Wohlbefinden und eine selbständige Lebensführung alter Menschen, repräsentiert im Teilmodell 1, werden bestimmt durch drei Aspekte: ausgeprägte Kompetenzen der Person, eine ressourcenreiche und wenig behindernde Umwelt sowie eine hohe Kongruenz von Person und Umwelt. Eine Umwelt mit vielen Barrieren, also etwa Treppenstufen, passt besser für eine Person mit ausgeprägten Kompetenzen. Innerhalb des Teilmodells 2 werden Umweltmerkmale danach charakterisiert, inwieweit sie die Erfüllung der Wachstumsbedürfnisse einer Person unterstützen oder behindern. So gibt es z. B. Raumsettings in Pflegeheimen, die die Kommunikation der Bewohner untereinander fördern, und solche, die sie eher verhindern.

63

Die Vorhersagbarkeit der Passung zwischen Person- und Umweltmerkmalen für die Lebenszufriedenheit einer Person wird jedoch von Carp und Carp nicht von vornherein angenommen. Vielmehr gehen Carp und Carp davon aus, dass sie durch intrapersonelle Faktoren modifiziert wird. Damit tragen die Wissenschaftler der Erkenntnis Rechnung, dass eine lineare Verbindung zwischen objektiven Lebensumständen und subjektivem Wohlbefinden in der Forschung bislang nicht nachgewiesen werden konnte, wie in Kapitel 3.2.2 zum Zufriedenheitsparadox eingehend beschrieben wurde.

4 Lebensqualität und Demenz

4.1 Die personzentrierte Sicht

4.1.1 Person, Post-Person und Würde

Es gibt Wörter mit einer großen Wirkmacht. »BSE« war so ein Wort. Oder »Vogelgrippe«. Oder vielleicht »Ebola«. Wenn wir solche Wörter hören, kann es passieren, dass unser »altes Gehirn«, genauer das Angstzentrum, uns mit Emotionen überschwemmt, die in der Lage sind, die Funktionen des präfrontalen Kortex wenn nicht außer Kraft zu setzten, so doch stark zu beschränken. Die Wirkmacht solcher Wörter liegt darin, dass sie unmittelbar unser Fühlen, Denken und unser Verhalten beeinflussen. Ich erinnere mich noch an die schrecklichen Bilder tausender geschlachteter Rinder – oder an Massenkäufe von Wirkstoffen gegen die vermeintliche »Pandemie« H5N1. Interessanterweise fallen im Zusammenhang mit dem Wort »Demenz« auch sehr häufig die Wörter »Epidemie« oder »Seuche«. Wohlgemerkt, die Krankheiten, die unter den Sammelbegriff Demenz fallen, sind nicht ansteckend.

Im Rahmen meiner Arbeit habe ich einmal eine ältere Dame kennengelernt, die im Krankenhaus zwischen zwei Untersuchungen aus Langeweile ihre Krankenakte durchgeblättert hat, dabei las sie das Wort »Demenz«. Was daraufhin passiert ist, könnte man als klassisch bezeichnen. Die alte Dame wurde von einem Gefühl von Panik und tiefer Verunsicherung ergriffen. Jedes alltägliche Versehen, beispielsweise, sich in den Gängen des Großklinikums zu verlaufen, wurde zum Hinweis auf den eigenen geistigen Verfall. Zu der eigenen Verunsicherung kam eine völlige Verhaltensänderung ihres Umfelds: Der Arzt sprach nun nicht mehr mit der alten Dame selbst – obwohl sie dazu vollkommen in der Lage war –, sondern mit ihrem Sohn über ihr weiteres Schicksal. Für die Familie war klar: Mit einer Demenz kann die alte Dame keinesfalls alleine und unbeaufsichtigt in ihrer Wohnung leben. Zumindest für den Zeitraum eines geplanten Urlaubs wurde daher ein Heimpflegeplatz organisiert. Dort wurde ihr durch eine Mitarbeiterin des MDK ein Demenztest vorgelegt, bei dem sie so schlecht abschnitt, dass sich der Verdacht einer Demenz erhärtete. Die Pointe der Geschichte ist: Die Diagnose hat sich im Verlauf weiterer psychiatrischer Untersuchungen nicht bestätigt. Auch weil eine Kollegin mit ihr den Demenztest geübt hatte und sie das nächste Mal viel besser abschnitt. Die alte Dame konnte ihr gewohntes Leben zu Hause wieder aufnehmen.

Sind Demenzkranke noch Personen?

Die Wirkmacht des Wortes »Demenz« ist auch deshalb so stark, weil es eine der tiefsten menschlichen Ängste ist, den Verstand zu verlieren. »De-Ment« könnte man wörtlich übersetzen als unvernünftig, wahnsinnig. Die wörtliche Bedeutung des aus dem Lateinischen stammenden Begriffs ist »de«: *von, weg* und *mens: Denkvermögen, Vernunft.* Wenn die Vernunft weg ist, was bleibt dann von mir übrig? Bin ich dann noch ein Mensch? Kommt mir dann noch Würde zu? Darf ich, auch wenn ich meinen Verstand verliere, noch darauf hoffen, als Teil der menschlichen Gemeinschaft gesehen und behandelt zu werden? Ausgerechnet aus der Ecke der Philosophie kommen in den letzten Jahren Forderungen, Menschen mit schwerer Demenz den Status als Person abzuerkennen. Dazu wird vor allem Kants Unterscheidung zwischen dem Vernunftwesen Mensch herangezogen, der zu moralischem Handeln fähig ist, und den Tieren, die Sachen gleichzustellen seien. Für den US-Philosophen Jeff McMahan von der Rutgers Universität in New Brunswick sind schwer demenzkranke Menschen nur mehr »Post-Personen«, und der australische Philosoph Peter Singer nennt sie »ehemalige Personen«, woraus Singer ableitet, dass Demenzkranke nicht denselben Anspruch auf Leben haben wie eine (geistig gesunde) Person (vgl.: Smith, Pete: Verlieren Demenzkranke ihre Persönlichkeit?). Dass diese Postulate, so bizarr sie klingen, durchaus in den Alltag hineinwirken, zeigen die Diskussionen um Sterbehilfe und die faktische Rationierung gesundheitlicher Leistungen, auf die Singer ganz folgerichtig seine Thesen stützt. Den Status des Person-Seins an bestimmte Eigenschaften und Fähigkeiten zu knüpfen, birgt die Gefahr, dass Menschen aus dem Kreis der Personen ausgeschlossen werden. Überlegungen in diese Richtung sagen viel darüber aus, wie eine Gesellschaft mit Menschen umgeht, die ihrer Hilfe bedürfen.

Person als soziales Konstrukt

Der britische Sozialpsychologe Tom Kitwood vertritt einen anderen Ansatz, Person-Sein zu konstruieren. Kitwood definiert den Person-Begriff als »einen Stand oder Status, der dem einzelnen Menschen im Kontext von Beziehung und sozialem Sein von anderen verliehen wird. Er impliziert Anerkennung, Respekt und Vertrauen« (Kitwood 2000, S. 27). Kitwood war ein Vertreter der personzentrierten Ansätze in der Pflege und Behandlung demenzieller Erkrankungen. Ebenso wie der Vordenker der personzentrierten Ansätze, Carl Rogers, beruft sich Kitwood auf den Philosophen Martin Buber. Für Martin Buber ist nicht das Individuum grundlegend, sondern die Beziehung. »Der Mensch wird am Du zum Ich.« Dieses Zitat von Buber könnte man als Grundessenz der personzentrierten Ansätze sehen. Buber unterscheidet in seiner Philosophie zwei grundlegende Seinsweisen: Die erste Form bezeichnet er mit Ich-Es. In der Seinsweise Ich-Es herrschen Rationalität und Distanz. Mit dem Es findet keine wirkliche Begegnung statt. Beziehungen der Ich-Es-Art spielen sich an der Oberfläche ab. In der zweiten Form, dem Ich-Du-Modus, begegnen zwei Menschen einander. Die Begegnung mit dem Du impliziert Offenheit, Spontaneität, Sich-Einlassen. Eine Person zu sein bedeutet, mit Du angesprochen zu werden. In den personzentrierten Ansätzen ist es der Ich-Du-Modus, der den Raum für Heilung und Wohlbefinden öffnet.

Aus ethischer Sicht impliziert ein Person-Begriff, der sich über Beziehung konstruiert, Verantwortung. Auch für Menschen, die geistig oder körperlich beeinträchtigt sind. Es liegt in unserer Verantwortung als Gesellschaft – nicht nur in der der Pflegenden, ob demenzkranke Menschen sich als Person gewürdigt fühlen, ob sie therapeutische Angebote bekommen, ob sie Zugang zu Leistungen haben, ob sie gehört werden. Wenn das Person-Sein hingegen von bestimmten Eigenschaften des Individuums abhängt, ist die Gesellschaft aus der Verantwortung entlassen. Einem Menschen das Person-Sein abzuerkennen, macht es einfacher, ihn auszuschließen, ihm geringere Leistungen zuzuerkennen, sich seiner auf die eine oder andere Weise zu entledigen.

4.1.2 Das personzentrierte Demenzkonzept

Neben dem Person-Begriff ist die Kritik am sogenannten neuropathischen Standardparadigma ein zentrales Anliegen der personzentrierten Ansätze. Kitwood stieß sich daran, dass die Neuropathologie, also der fortschreitende Verlust von Gehirnzellen, jahrzehntelang als der einzige Erklärungsansatz für Demenz akzeptiert wurde. Er problematisierte die Sichtweise auf demenzkranke Menschen und den Umgang mit ihnen, die daraus resultieren. Wenn für die Entstehung und den Verlauf einer Krankheit ausschließlich organische Ursachen verantwortlich sind, spielt die Qualität des sozialen Lebens, der Teilhabeangebote, der Pflege und Betreuung eine untergeordnete Rolle. Bemerkungen wie »Das versteht die Frau X eh nicht mehr« oder »Das hat der Herr Y doch in fünf Minuten wieder vergessen!« oder »Demenzkranke Menschen kann man nicht beraten« weisen darauf hin, wie subtil die neuropathische Ideologie auch heute noch wirkt. Bemerkenswert ist in diesem Zusammenhang auch, dass es für Demenzkranke praktisch keine psychotherapeutischen Angebote gibt.

Kitwood erkennt durchaus die Bedeutung neurologischer Prozesse für die Demenz an. Allerdings wendet er sich dagegen, die Neuropathologie als einzige Ursache und als alleinigen Wirkfaktor der Demenz anzuerkennen. Denn die Neuropathologie ist nicht in der Lage, alle Phänomene im Zusammenhang mit Demenz zu erklären. Beispielsweise können alle Symptome einer Demenz auftreten, ohne dass ein pathologischer Befund zu finden wäre. Damit verbunden ist die Diagnose, insbesondere der Alzheimer-Krankheit, zu Lebzeiten bis heute unsicher. Zudem kann man immer wieder »Abstürze« in eine Demenz nach dem Verlust eines geliebten Menschen oder nach der Übersiedlung in eine Pflegeeinrichtung beobachten. Wissenschaftlich gesichert ist heute die offensichtliche Verbindung zwischen Neuropathologie und Stress. Darüber hinaus beschreibt Kitwood das Konzept der »Remenz«. Damit gemeint ist die teilweise Wiederherstellung personaler und geistiger Funktionen, wie die Verbesserung der Kontinenz, eine moderate Wiedergewinnung der Erinnerungsfähigkeit oder die Abnahme bestimmter Symptome wie Angst oder herausfordernde Verhaltensweisen.

Kritik am medizinischen Standardparadigma

Das Konzept der Remenz hat auch heute noch den Charakter einer Provokation, obwohl es inzwischen von vielen akzeptiert wird. Wenn man das Phänomen der Remenz akzeptiert, so hat dies weitreichende Auswirkungen auf die Ausgestaltung des therapeutischen und pflegerischen Angebots, für die Ziele der Pflege und für den Status der Pflegenden. Pflege im Rahmen eines Demenzkonzeptes, das den Demenzprozess als Teil des sozialen und psychologischen Kontextes betrachtet, geht notwendigerweise über rein palliative Maßnahmen hinaus und muss zu einer psychotherapeutischen Aufgabe werden.

Faktoren, die sich auf den Verlauf der Demenz auswirken

Kitwoods Vorstellung von Demenz ist die eines komplexen Zusammenwirkens unterschiedlicher Faktoren innerhalb der Person, ihres Umfelds und der Gesellschaft. Dabei versteht er die Faktoren einerseits als Risiko- oder Resilienzfaktoren für den Ausbruch der Erkrankung und andererseits als Faktoren, die die Bewältigung der Krankheit erleichtern oder erschweren können. Der erste dieser Faktoren ist die Persönlichkeit. Eine sichere Bindung, starke Kontrollüberzeugungen, Selbstreflexivität und Empathiefähigkeit können die Bewältigung der Krankheit erleichtern. Allerdings ist Persönlichkeit in den personzentrierten Ansätzen ganz wesentlich ein soziales Konstrukt. Das bedeutet, dass sich eine resiliente Persönlichkeit in Abhängigkeit einer fördernden Umgebung entwickelt. Zudem fasst Kitwood ebenso wie seine personzentrierten Kollegen Persönlichkeit nicht als einen festen unveränderlichen Zustand auf, sondern als einen sozialen Prozess.

Dieser soziale Prozess steht wiederum in Abhängigkeit zur Biografie, dem zweiten Einflussfaktor auf Demenz. Hier kommt die Gesellschaft ins Spiel. Kitwood hat, um das Phänomen Demenz zu verstehen, Interviews mit Angehörigen geführt. Dabei identifizierte er unterschiedliche Faktoren wirtschaftlicher, sozialer und politischer Art, die sich auf die Psychobiografie auswirken. Interessant ist vor diesem Hintergrund, dass ein niedriger sozioökonomischer Status und Bildungsarmut heute als Risikofaktoren der Demenz anerkannt sind. Im Bereich der Forschung bei Migranten ist zudem erwiesen, dass das Risiko, an einer Demenz zu erkranken, bei Migranten erhöht ist, und dass diese darüber hinaus im früheren Lebensalter erkranken (vgl. Bauer und Büscher 2008, S. 405). Kitwood vertrat die Ansicht, dass der Gesellschaft, insbesondere auch den kapitalistischen Produktionsweisen, eine Verantwortung im Kontext der Demenz zufalle. Kitwood spricht hier von »Verwüstungen«, die durch »die Gewinnung des Mehrwerts von Lohnarbeit ausgelöst werden« (Morton 2002, S. 133). Dies ist, wie ich finde, nicht ganz von der Hand zu weisen. Gerade Menschen, die sich in benachteiligten Einkommens- und Bildungssegmenten befinden, haben bekanntlich einen schlechteren Zugang zu gesundheitlichen Dienstleistungen und eine deutlich geringere Möglichkeit, personale und ökonomische Ressourcen freizumachen, um ihr »Selbst« zu stärken. Sie haben eine verkürzte Lebenserwartung, leiden häufiger an chronischen körperlichen Krankheiten und an psychischen und psychiatrischen Erkrankungen. Somit würde der Gesellschaft eine konstitutive Rolle bei der Entstehung psychischer Erkrankungen und auch der Demenz zufallen.

4.1.3 Lebensqualität im personzentrierten Konzept

Lebensqualität im personzentrierten Konzept meint Wohlbefinden und ist somit am Subjekt orientiert. Tom Kitwood spricht im Zusammenhang mit demenzkranken Personen von »relativem Wohlbefinden« und möchte damit zwei Dinge zum Ausdruck bringen: Das Wohlbefinden ist zum einen durch kognitive Einbußen betroffen, jedoch nicht zwingend beeinträchtigt. So lässt sich etwa häufig beobachten, dass Menschen mit einer fortgeschrittenen Demenz ein gutes Wohlbefinden haben. Im Anfangsstadium hingegen stehen Angst, vielleicht auch Abwehr und die mit der Krankheit verbundenen Verluste im Mittelpunkt und senken das Wohlbefinden. Zweitens bezieht sich der Begriff des relativen Wohlbefindens auf den Sachverhalt, dass sich Wohlbefinden bei demenziell erkrankten Menschen über die Qualität der sozialen Einbindung und Interaktion konstituiert. Wohlbefinden bezieht sich also auf den Erhalt des Person-Seins.

Die Dimensionen des Wohlbefindens bei Tom Kitwood sind einerseits beschrieben als Eigenschaften der Person in Form emotionaler Grundüberzeugungen und andererseits als Bedürfnisse, die die Person an ihre Umwelt richtet. Der sozialen Umwelt kommt damit im Lebensqualitätsbegriff Kitwoods die zentrale, weil doppelte Bedeutung zu. Denn sowohl die »Persönlichkeit« eines Menschen und die damit verbundenen Grundüberzeugungen als auch ihr »Person-Sein« sind Konstrukte aus der Qualität der sozialen Beziehungen und Interaktionen, in die die demenzkranke Person eingebunden ist.

Dimensionen der Lebensqualität

Grundüberzeugungen der Person	Bedürfnisse der Person
Selbstwert	Trost
Selbstwirksamkeit/Kontrolle	Identität
Vertrauen als Fähigkeit, sich Situationen	Beschäftigung
oder Personen zu öffnen	Einbeziehung
Hoffnung als positive Zukunftserwartung	Bindung
	Liebe

Tab. 3: Dimensionen relativen Wohlbefindens

Sowohl Grundüberzeugungen als auch Bedürfnisse sind nicht nur ausschlaggebend für das subjektive Wohlbefinden demenzkranker Personen, sondern besitzen eine universale Gültigkeit. Allerdings nimmt die Bedeutung der räumlichen und sozialen Umwelt bei demenzkranken Personen zu, da der Erhalt des Person-Seins wesentlich durch die Qualität der Interaktion bestimmt wird.

Als Sozialpsychologe interessierte sich Kitwood für die gesellschaftlichen Einflussfaktoren auf die Demenz. Im Zentrum seines Interesses stand jedoch weniger die Gesellschaft, sondern die unmittelbare Umgebung der demenzkranken Person. Hier, in der unmittelbaren Umgebung, ist die Wirkung dessen, was Kitwood als maligne, also bösartige, Sozialpsychologie bezeichnet, am stärksten. Maligne Sozialpsychologie bezeichnet ein soziales Milieu oder Klima, dem die demenzkranke Person ausgesetzt ist und das die Person

Maligne Sozialpsychologie

des Demenzkranken beschädigt und untergräbt. Die maligne Sozialpsychologie ist getragen von einer pessimistischen Sicht auf Demenz und den Erhalt der Person im Rahmen der Krankheit. Sie äußert sich durch Verhaltensweisen, die in Tabelle 4 dargestellt werden (Kitwood 2004, S. 75 f.).

Tab. 4:
Maligne
Sozialpsychologie

Anklagen	Jemandem Handlungen oder deren Unterlassen zum Vorwurf machen, die sich aus einer fehlenden Fähigkeit oder einem Fehlinterpretieren der Situation ergeben
Verbannen	Jemanden fortschicken oder körperlich bzw. seelisch ausschließen
Zur Machtlosigkeit verurteilen	Jemandem nicht gestatten, vorhandene Fähigkeiten zu nutzen; die Unterstützung beim Abschluss begonnener Handlungen versagen
Herabwürdigen	Jemandem sagen, er sei inkompetent, nutzlos, wertlos etc.; Botschaften vermitteln, die der Selbstachtung einer Person schaden
Ignorieren	In jemandes Anwesenheit einfach mit einer Unterhaltung oder Handlung fortfahren, als sei der bzw. die Betroffene nicht vorhanden
Zwang	Jemanden zu einer Handlung zwingen und dabei die Wünsche der betroffenen Person beiseiteschieben bzw. ihr Wahlmöglichkeiten vorenthalten
Infantilisieren	Jemanden sehr väterlich oder mütterlich autoritär behandeln, etwa wie ein unsensibles Elternteil dies mit einem kleinen Kind tun würde
Einschüchtern	Durch Drohungen oder körperliche Gewalt bei jemandem Furcht hervorrufen
Etikettieren	Einsatz einer Kategorie wie Demenz als Hauptgrundlage der Interaktion mit der Person und zur Erklärung ihres Verhaltens
Lästern	Sich über die »merkwürdigen« Handlungen oder Bemerkungen einer Person lustig machen; hänseln, erniedrigen, Witze auf Kosten einer anderen Person machen
Zum Objekt erklären	Jemanden behandeln, als sei er ein Klumpen toter Materie, der gestoßen, angehoben, gefüllt, aufgepumpt oder abgelassen werden kann, ohne wirklich auf die Tatsache Bezug zu nehmen, dass es sich um ein fühlendes Wesen handelt
Überholen	Die Personen im sozialen Umfeld schließen den Betroffenen aus, indem sie so schnell reden oder handeln, dass er ihnen nicht folgen kann
Stigmatisieren	Jemanden behandeln, als sei er ein verseuchtes Objekt, ein Alien oder Ausgestoßener
Betrug	Einsatz von Formen der Täuschung, um eine Person abzulenken, zu manipulieren oder zur Mitwirkung zu zwingen
Vorenthalten	Jemandem eine erbetene Information oder die Befriedigung eines erkennbaren Bedürfnisses versagen

Die Beschreibung der »malignen« Verhaltensweisen durch Kitwood erscheint teilweise recht drastisch. Gleichwohl betont er, dass diese Verhaltensweisen in der Regel nicht auf bösen Absichten beruhen, sondern eher auf Unachtsamkeit oder darauf, dass sie als zweckdienlich erscheinen, wie etwa das Täuschen. Zugleich verweist er darauf, dass Pflegende schwerlich die Person Demenzkranker fördern und wahren können, wenn sie sich in einem Setting befinden, in dem sie selbst nicht in ihrer Person gewahrt und gefördert werden. Ein weiterer Aspekt der bösartigen Sozialpsychiatrie, den Kitwood beschreibt, liegt in ihrer Wechselwirkung mit den neurobiologischen Prozessen der Demenz. Unser gesamtes Tun und Erleben hat als Gegenstück eine neuronale Repräsentanz im Gehirn. Konfrontationen mit bösartiger Sozialpsychologie, also das Erleben abwertender Interaktionen, spiegelt sich in der neuronalen Struktur der Person und formt so aufs Neue ihr Erleben und Verhalten. Kitwood zufolge initiiert dieses dialektische Spiel aus maligner Sozialpsychologie und neurologischer Reaktion eine Abwärtsspirale im Demenzprozess. Die Demenz wäre somit das Resultat aus dem Zusammenspiel neurologischer Beeinträchtigungen und der Qualität der sozialen Interaktionen, die die Person erlebt.

Der Malignen Sozialpsychologie stellt Kitwood Verhaltensweisen entgegen, die das Person-Sein stärkt, indem sie ein positives Gefühl stärkt, eine Fähigkeit stärkt oder Trost vermittelt. Die Verhaltensweisen der positiven Personarbeit orientieren sich an den grundlegenden Bedürfnissen Trost, Identität, Beschäftigung, Einbeziehung, Bindung und Liebe. Ihre Anwendung erfordert von Pflege- und Betreuungspersonen Achtsamkeit, hohe Selbstkompetenz und Empathie. Die ersten sieben der insgesamt zehn Verhaltensweisen sind eher am Alltag orientiert und dienen der positiven Verstärkung, während die letzten drei eher psychotherapeutisch ausgerichtet sind.

Positive Arbeit an der Person

Anerkennen	Meint, einen Menschen als Person anzuerkennen. Dies kann durch einen Blickkontakt geschehen, jedoch auch durch namentliches Grüßen. Anerkennen ist ein Akt wertschätzender Begegnung.
Verhandeln	Bedeutet, Menschen nach ihren Vorlieben, Wünschen und Bedürfnissen zu fragen. Verhandeln vermittelt der demenzkranken Person ein Stück Kontrolle und Selbstwirksamkeit – wesentliche Faktoren für Lebensqualität.
Zusammen-arbeiten	Macht demenzkranke Personen zu Akteuren in der Pflege. Die Person wird nicht in eine passive Rolle gedrängt, sondern arbeitet mit.
Spielen	Ist verstanden als eine Übung in Spontaneität und Selbstausdruck, in der demenzkranke Personen manchmal ausgezeichnete Fähigkeiten haben. Ein gutes Pflegeumfeld fördert sie.

Tab. 5: Person-erhaltende Verhaltensweisen

Tab. 5: Person-erhaltende Verhaltensweisen – Fortsetzung	Timalation	Setzt sich zusammen aus dem griechischen Wort für Wertschätzen und aus »Stimulieren« und meint ein Kontaktangebot, das Beziehung, Sicherheit und Vergnügen vermittelt und nur wenig erfordert.
	Feiern	Hat bei Kitwood auch eine quasi spirituelle Dimension: Hier können sich in Momenten geteilter gehobener Stimmung die Grenzen zwischen Betreuten und Betreuenden auflösen, und das Selbst kann sich ausweiten.
	Entspannen	Erfordert bei demenzkranken Personen manchmal die Gegenwart und Unterstützung anderer Personen.
	Validation	Ist die Anerkennung der subjektiven Wirklichkeit unseres Gegenübers, meint empathisches Zuhören und ganz allgemein eine empathische und wertschätzende Grundhaltung.
	Halten	Meint, einen sicheren psychologischen Raum zu bieten, innerhalb dessen sich auch schwierige Emotionen oder Verletzungen zeigen können. Das Halten körperlicher oder emotionaler Art vermittelt der Person Anerkennung, Trost und die Sicherheit, dass auch schwierige Gefühle eine Daseinsberechtigung haben und vorbeigehen.
	Erleichtern	Könnte man auch als Ermöglichen bezeichnen. Es setzt da ein, wo eine Person nicht mehr weiß, was sie tun soll oder wie sie es tun soll.

Personen mit Demenz in der Rolle des Gebenden

Die beschriebenen Verhaltensweisen fördern Menschen mit Demenz in ihrem Person-Sein. Allerdings ist die Person hier in der Rolle des Empfangenden. In der Arbeit mit demenzkranken Menschen erlebt man indes nicht selten auch sich selbst als empfangende und das Gegenüber als gebende Person. Kitwood beschreibt zwei Interaktionen dieser Art, die die Arbeit mit demenzkranken Personen immer wieder zu einem schönen und bereichernden Erlebnis machen:

- *Schöpferisch sein:* Personen mit Demenz sind schöpferisch, wenn sie spontan etwas an ihrem Vorrat an sozialen oder kreativen Fähigkeiten anbieten. Beispielsweise fangen die betreffenden Personen spontan an zu singen oder zu tanzen.
- *Geben:* »Geben« bezieht sich auf die hohe Sensibilität und die ausgeprägten Fähigkeiten im emotionalen Bereich, mit denen Personen mit Demenz häufig ausgestattet sind. Kitwood beschreibt diese emotionale Offenheit als Interaktion im Ich-Du-Modus. Die Person mit Demenz bringt Dankbarkeit, Sorge oder Zuneigung zum Ausdruck, bietet Hilfe an oder macht ein Geschenk.

Personzentrierte Arbeit stellt hohe Anforderungen

Personzentrierte Arbeit stellt hohe Anforderungen an die soziale und emotionale Kompetenz der Pflege- und Betreuungspersonen. Sie erfordert Achtsamkeit, Selbstreflexivität, Empathiefähigkeit und eine wertschätzende Grundhaltung. Diese Kompetenzen müssen angeeignet und im Alltag verstetigt werden. Professionelle Arbeit an der Person beinhaltet zwingend auch die Arbeit an der eigenen Person. Es gibt Pflegeexperten, die die Pflege und Betreuung von Personen mit Demenz als die eigentliche Intensiv-Pflege bezeichnen. Kitwood selbst betont, dass die Arbeit an der Person inhaltlich und qualitativ Anteile von Psychotherapie enthält. Kein Mensch würde je auf die Idee kommen, dass eine Frau, die Kinder erzogen hat, aufgrund ihrer weiblichen Grundausstattung geradezu prädestiniert dazu sein könnte, Menschen mit psychischen Krankheiten psychotherapeutisch zu behandeln. In der Pflege ist das anders. Man kann fragen, mit welcher Begründung. Personzentrierte Arbeit erfordert höchste Professionalität. Darüber hinaus erfordert sie eine wertschätzende und personzentrierte Organisation. Wo Pflege- und Betreuungspersonen keine Wertschätzung entgegengebracht wird, dürfte es diesen schwer fallen, ihrerseits Wertschätzung zum Maßstab ihres Handelns zu machen. Letztlich ist die Frage, auf welchem Niveau Personen mit Demenz betreut werden, eine gesamtgesellschaftliche. Kitwood betont diese Zusammenhänge in seinen Arbeiten deutlich.

In gewisser Weise ist die Vorstellung von Lebensqualität, die Tom Kitwood beschreibt, universell. Der einzige Unterschied zwischen Personen mit Demenz und solchen ohne liegt vielleicht in der Tatsache, dass erstere in ihrem Person-Sein stärker gefährdet sind als Menschen, die nicht an Demenz leiden, und dass es zwischen beiden Gruppen große Graubereiche gibt. In meiner Praxis gewinne ich manchmal den Eindruck, dass die Diagnose Demenz das alte »HOPS« (sogenanntes »hirnorganisches Psychosyndrom«) in neuer Bezeichnung ist, also eine Art Verlegenheitsdiagnose darstellt, die immer dann angewandt wird, wenn eine Person Verhaltensweisen zeigt, die irgendwie abweichen. Es spricht daher manches dafür, die Arbeit in Pflege und Betreuung grundsätzlich personzentriert zu gestalten.

4.2 Die Lebensqualität demenzkranker Menschen erfassen

Die Erfassung der Lebensqualität demenzkranker Menschen stellt bis heute eine Herausforderung dar. Zwar gibt es inzwischen eine ganze Reihe von Instrumenten zur Erfassung der Lebensqualität bei Demenz, die teilweise auch in deutscher Sprache vorliegen. Einen guten Überblick hierzu bietet der Band »Lebensqualität bei Demenz« aus der Reihe Züricher Schriften zur Gerontologie. Dennoch können die Instrumente das Grundproblem der Erfassung der Lebensqualität nicht vollständig lösen: Den Zugang zum inneren Erleben der Person mit Demenz. Subjektives Wohlbefinden kann nur durch die betreffende Person beschrieben und bewertet werden. Der

Goldstandard ist daher die Befragung der Person selbst. In fortgeschrittenen Stadien der Demenz nimmt die sprachliche Ausdrucksfähigkeit der betroffenen Personen ab bis hin zum völligen Verlust der Sprache. Dann kann Wohlbefinden und Lebensqualität nur noch über Fremdeinschätzung und objektive Qualitätsdimensionen erfolgen. Beide können immer nur Annäherungen sein und erfordern eine hohe Sensibilität, Deutungs- und Empathiefähigkeit.

Sieben Zugangswege zu Menschen mit Demenz

Allerdings wird in der Literatur beschrieben, und dies entspricht auch meiner Erfahrung, dass die Kompetenzen demenzkranker Menschen häufig unterschätzt werden. Aus meiner Sicht ist die Befragung der Person zu ihrem subjektiven Wohlbefinden der Königsweg. Denn nur die Befragung ist in der Lage, inhaltliche Qualitäten zu erfassen: Was ist der Person wichtig? Welche Werte sind für sie bestimmend? Was benötigt sie, um sich wohl zu fühlen? Menschen mit Demenz beantworten solche Fragen nicht immer schnell genug, oder sie antworten auf eine Weise, die scheinbar nichts mit der Frage zu tun hat. Für Pflegende und Betreuungspersonen ist es wichtig, Zugangswege zu Menschen mit Demenz zu finden. Tom Kitwood hat sieben solcher Zugangswege beschrieben:

- Erfahrungsberichte von Menschen mit Demenz, die diese in einer Phase ihrer Krankheit gegeben haben, als sie es noch konnten.
- Aufmerksam zuhören, was Menschen mit Demenz in Interviews oder Gruppengesprächen sagen. Wenn man davon ausgeht, dass jede Äußerung einer Person bedeutsam ist, kann man manchmal hinter den, zunächst vielleicht verworren erscheinenden, Aussagen einen Sinn oder eine Bedeutung finden. Es kann durchaus sinnvoll sein, Gespräche mit demenzkranken Personen aufzuzeichnen und mehrmals anzuhören. Ich kann mich gut an eine Interviewsituation mit einer fortgeschritten demenzkranken Dame erinnern, während derer sie in drastischen Worten und erschreckenden Bildern ein Erlebnis geschildert hat, dass sich beim Anhören der Aufzeichnung sehr wahrscheinlich als das Erleben eines inkontinenten Ereignisses der normalerweise kontinenten alten Dame herausgestellt hat.
- Aufmerksam zuhören, was Menschen mit Demenz im Alltag sagen.
- Dem Handeln von Menschen mit Demenz Bedeutsamkeit zurechnen. Auch hinter Handlungen verbirgt sich häufig ein für die Person vollkommen schlüssiger Sinn, den zu erfassen, einen Zugangsweg eröffnen kann.
- Zudem beschreibt Kitwood die Möglichkeit, etwas aus Erfahrungsberichten zu lernen von Menschen, die eine Krankheit mit demenzähnlichen Symptomen durchlaufen haben, wie etwa eine Depression oder eine Meningitis.
- Schließlich verweist Kitwood auf den »Einsatz unserer eigenen poetischen Vorstellungskraft«. Unsere lineare und funktionale Alltagssprache reicht, so Kitwood, manchmal nicht aus, um unser Erleben zu erfassen. Es kann eine Hilfe sein, einmal den Versuch zu machen, das zu beschreiben, was eine Person mit Demenz im Alltag erlebt. Wir alle

verfügen über eine unglaubliche Fähigkeit zur Empathie. Inzwischen gibt es auch eine ansehnliche Zahl an Büchern oder Filmen zum Thema. Als Beispiele seien erwähnt das Buch von Arno Geiger »Der alte König in seinem Exil«, in dem der Autor den Demenzprozess seines Vaters beschreibt, und der Film »Vergissmeinnicht« von David Sieveking. Ebenso kann der Perspektivwechsel über Rollenspiele hergestellt werden.

Im Folgenden stelle ich drei Instrumente zur Erfassung der Lebensqualität von Menschen mit Demenz vor, die zur Anwendung im Alltag durch die Pflegepersonen selbst geeignet sind und sich in den Arbeitsalltag in einer Pflegeeinrichtung einfügen. Alle drei Instrumente erfordern Zeit für die Anwendung und Professionalität und Übung im Umgang. Ihre Anwendung bietet Einrichtungen jedoch ein hohes Entwicklungspotenzial.

4.2.1 Die Profile des Wohlbefindens

Die Profile des Wohlbefindens[2] wurden von der Bradford Dementia Group im Zusammenhang mit der Anwendung von Dementia Care Mapping entwickelt. Die Wissenschaftler wollten den Einrichtungen ein einfaches und alltagstaugliches Instrument an die Hand geben, um die Aufmerksamkeit und Sensibilität der Pflegepersonen für das Wohlbefinden von Menschen mit Demenz dauerhaft zu stärken. Die Profile des Wohlbefindens sind ein Instrument zur Fremdeinschätzung. Über 14 Indikatoren, die Wohlbefinden bei Menschen mit Demenz erfassen, kann für eine Person ein individuelles Profil erstellt werden. Dazu wird mittels einer dreistufigen Skala die Häufigkeit oder Identität der Anzeichen gewichtet. Bei fehlenden Anzeichen werden 0 Punkte vergeben, bei gelegentlichen ein Punkt und bei eindeutigen Anzeichen zwei Punkte.

Dabei geht es in den Profilen des Wohlbefindens jedoch weniger um eine quantitative Erfassung von Wohlbefindensäußerungen. Das Instrument dient vielmehr der qualitativen Auseinandersetzung und verstehenden Annäherung an das subjektive, situationsbezogene Befinden einer Person mit Demenz. Es ist ein Deutungs- und Verstehensinstrument. Daher reicht es nicht aus, ein Profil zu erstellen. Die eigentliche Bedeutung des Instruments liegt darin, die Profilerhebung auszuwerten und in Beziehung zur Lebensgeschichte oder zu bekannten Informationen über die Person zu setzen, um daraus Angebote zum Erhalt oder zur Verbesserung des Wohlbefindens abzuleiten.

---

2 Eine umfassende Beschreibung des Instruments und seiner Hintergründe bietet das Kuratorium Deutsche Altershilfe (Hrsg.) mit dem Band: »Wie geht es Ihnen?« – Konzepte und Materialien zur Einschätzung des Wohlbefindens von Menschen mit Demenz.

Indikator	0	1	2
Kommuniziert Wünsche, Bedürfnisse und Vorlieben			
Nimmt Kontakt zu anderen auf			
Zeigt Herzlichkeit und Zuneigung			
Zeigt Freude und Vergnügen			
Zeigt Wachsamkeit und Aktivitätsbereitschaft			
Nutzt verbliebene Fähigkeiten			
Findet kreative Ausdrucksmöglichkeiten			
Ist kooperativ und hilfsbereit			
Reagiert angemessen auf Menschen/Situationen			
Drückt der Situation entsprechende Gefühle aus			
Entspannte Körperhaltung oder Körpersprache			
Hat Sinn für Humor			
Zeigt Handlungsfähigkeit			
Hat Selbstrespekt			
Summe Profilpunkte			

Die Pflegeperson ist das eigentliche Instrument

Die Anwendung der Profile des Wohlbefindens erfordert keine standardisierte Beobachtung über mehrere Stunden. Es sollen vielmehr Alltagssituationen überprüft werden. Dabei kann es sich um Gesprächssituationen handeln oder auch um eine Situation, in der die Pflegenden eher Wohlbefinden vermuten, wie ein Spaziergang, oder eher Unwohlsein, beispielsweise eine Versorgungssituation. Es ist auch sinnvoll, eine Person zu beobachten, die vielleicht einfach nur dasitzt. Denn wir neigen dazu, das Wohlbefinden bei Personen, die sich eher zurückziehen, zu überschätzen. Die Einschätzung selbst kann regelmäßig durch die Bezugspflegeperson erfolgen, oder mehrere Mitarbeiter können getrennt ein Profil von einer Person erstellen und die Ergebnisse dann in einer Besprechung vorstellen, um Deutungsunterschiede zu bearbeiten. Das Profil sollte möglichst regelmäßig bearbeitet werden, um Entwicklungen bei einer Person erfassen und gegebenenfalls frühzeitig gegensteuern zu können. Besonders wichtig ist es, das Instrument nicht als exaktes »Messinstrument« zu verstehen. Die Bewertung erfolgt nicht durch das Instrument, sondern durch die Auswertung, Deutung und Rückkopplung der beobachteten Anzeichen. Somit sind die Pflegepersonen, die es bearbeiten und auswerten, das eigentliche Instrument.

Die Auswertung des Instruments ist strukturiert durch Leitfragen zur Bewertung der Indikatoren. Bei fehlenden Anzeichen geht es um die Frage, was die Person im Hinblick auf die beobachtete Situation benötigen und was getan werden könnte, damit die Person Anzeichen des Wohlbefindens zeigen kann, die in dem aktuellen Profil nicht vorkamen. Bei geringen Anzeichen steht die Suche nach Unterstützung im Mittelpunkt, mittels derer die Person eindeutigere Anzeichen von Wohlbefinden äußern könnte, und bei eindeutigen Anzeichen steht der Erhalt des Wohlbefindens auch bei veränderter Situation im Mittelpunkt.

Die Profile des Wohlbefindens sind durchdrungen von dem Geist und der Kultur der positiven Personarbeit durch Tom Kitwood und die Bradford Dementia Group. Sie bieten eine recht alltagstaugliche Möglichkeit für Pflegepersonen, sich mit dem Wohlbefinden von Menschen mit Demenz auseinanderzusetzen. Ein Ziel der Gruppe lag dabei explizit darin, den Blick der Pflegepersonen von der Konzentration auf körperbezogene Themen eher auf das Wohlbefinden zu lenken. Dabei erhebt das Instrument keinen Anspruch auf wissenschaftliche Exaktheit und erfasst Wohlbefinden weniger sensitiv als das wesentlich aufwendigere Dementia Care Mapping. Dafür kann und soll es von den Mitarbeitern vor Ort angewendet werden und ist bei entsprechenden institutionellen Rahmenbedingungen sehr geeignet, Mitarbeiter in ihrer Empathie, Selbstreflexivität und Gesprächskultur zu fördern und damit auch über Personalentwicklung die Lebensqualität in der Einrichtung zu fördern.

Förderung von Empathie, Selbstreflexivität und Gesprächskultur

4.2.2 Qualidem

Verhältnismäßig neu ist das Fremdeinschätzungsinstrument Qualidem, das von dem niederländischen Altenpfleger und Psychologen Teake Ettema entwickelt und in der Bundesrepublik durch eine Forschergruppe um Martha Halek am Universitätsklinikum Charité ins Deutsche übersetzt und erprobt wurde. Eine wesentliche konzeptionelle Grundlage für das Qualidem stellt ein Modell zur Lebensqualität von Menschen mit Demenz dar, das in einer Arbeitsgruppe des Gerontologen Lawton entwickelt wurde und die folgenden vier Dimensionen enthält:

- Subjektives Wohlbefinden
- Erlebte Lebensqualität
- Verhaltenskompetenz
- Objektive Umwelt

Eine weitere konzeptionelle Grundlage des Instruments ist das Modell der Anpassungserfordernisse bei chronischen Erkrankungen von Rose-Marie Dröes, das ein systemisches Verständnis der Demenz vertritt. Herausfordernde Verhaltensweisen wären demzufolge zu verstehen als der Versuch, ein gestörtes inneres Gleichgewicht wiederherzustellen. Ähnlich wie Kitwood und die Vertreter des personzentrierten Ansatzes sieht Dröes im (systemischen) Umfeld der Person mit Demenz die Quelle für bestimmte Verhaltensweisen und damit für Wohlbefinden oder Unwohlsein.

Das Instrument Qualidem selbst besteht aus einer Fremdeinschätzung anhand von Dimensionen, die über Fragen operationalisiert wurden. bei Personen mit leichter bis mittlerer Demenz werden 40 Items beantwortet, bei Personen mit schwerer Demenz sind es 18. Die Dimensionen des Qualidem beziehen sich nicht auf kognitive oder funktionale Kompetenzen, sondern auf psychosoziale Dimensionen und Erlebensindikatoren.

Dimensionen von Qualidem bei leichter bis mittlerer Demenz	Dimensionen von Qualidem bei schwerer bis sehr schwerer Demenz
• Pflegebeziehung • Positiver Affekt • Negativer Affekt • Ruheloses, angespanntes Verhalten • Positives Selbstbild • Soziale Beziehungen • Soziale Isolation • Sich zu Hause fühlen • Etwas zu tun haben	• Pflegebeziehung • Positiver Affekt • Negativer Affekt • Ruheloses, angespanntes Verhalten • Positives Selbstbild • Soziale Beziehungen • Soziale Isolation

Die Erhebung der Lebensqualität sollte regelmäßig wiederholt werden, um Veränderungsprozesse wahrnehmen zu können. Es lässt sich gut in den Pflegeprozess einbinden, um pflegerisches Handeln im Hinblick auf das Wohlbefinden der Person zu evaluieren. Die Auswertung der Erhebung sollte, ähnlich wie bei den Profilen des Wohlbefindens, im Rahmen einer Teambesprechung erfolgen.

Fazit: Das Instrument besticht durch Einfachheit in der Anwendung. Allerdings sollte diese Einfachheit nicht darüber hinwegtäuschen, dass die eigentliche Arbeit nicht in der Beantwortung der Items und des Profils besteht, sondern in seiner kreativen Auswertung und damit den Folgen, die es für Bewohnerinnen und Bewohner hat. Bislang ist noch keine wirklich erhellende Publikation zu Qualidem auf dem Markt. Informationen zum Instrument bieten zwei Artikel von Markus Nikolaus Dichter und der Sachbericht zum Projekt InDemA der Universität Witten Herdecke (s. Literatur).

4.2.3 Heidelberger Instrument zur Erfassung der Lebensqualität demenzkranker Menschen H.I.L.D.E.

Dimensionen der Lebensqualität in H.I.L.D.E.

Das Heidelberger Instrument zur Erfassung der Lebensqualität demenzkranker Menschen wurde in den Jahren 2003 bis 2009 am Institut für Gerontologie der Universität Heidelberg im Auftrag des damaligen Bundesfamilienministeriums durchgeführt. Ziel des H.I.L.D.E.-Projekts war es, ein wissenschaftlich fundiertes Instrument zur Erfassung der Lebensqualität von Menschen mit Demenz zu entwickeln, das unabhängig ist vom Stadium der Erkrankung. H.I.L.D.E. basiert auf den Lebensqualitätsdimensionen von Lawton. Für das Instrument wurden die Dimensionen Person, Umwelt und subjektives Wohlbefinden auf fünf Dimensionen erweitert. Die Dimensionen wurden über unterschiedliche Instrumente operationalisiert, sodass die Erhebung der Lebensqualität über H.I.L.D.E. einem sehr umfassenden Assessment gleichkommt.

A Medizinische Versorgung und Schmerzerleben	B Räumliche Umwelt	C Aktivitäten	D Soziales Bezugssystem	E Emotionalität
Schmerz unterteilt in Schmerzbelastung und Lokalisation	Objektiv durch die Kategorien Sicherheit und Gemütlichkeit	Angeleitete und selbständige Aktivitäten nach Ausübung, Häufigkeit und Freude	(Verstorbene) Bezugspersonen	Allgemeine Lebenszufriedenheit
Ärztliche Befundung durch Hausarzt und Gerontopsychiater sowie Aktualität	Subjektiv durch die Kategorien Bewegungsradius und Lieblingsplätze		Positive und negative Kontaktpersonen	Typische Stimmungslagen anhand von positiven und negativen Alltagssituationen
				Strategien im Umgang
				Beobachtung von Emotionen in Ruhe, bei Aktivitäten und bei der Pflege (Becker et al. 2011, S. 42 f.)

Tab. 7:
Dimensionen von H.I.L.D.E.

Kompetenzprofile

Eine weitere Besonderheit an H.I.L.D.E. liegt in der Zuteilung der demenzkranken Person zu unterschiedlichen Kompetenzgruppen, den sogenannten Kompetenzprofilen. Fähigkeiten demenzkranker Personen werden häufig mittels des Mini-Mental-Status (MMST) ermittelt. Im Alltag ist jedoch zu beobachten, dass Personen mit ähnlichen Werten im MMST in unterschiedlichen Bereichen unterschiedliche Kompetenzen haben. Die Kompetenzprofile ermitteln die Fähigkeiten einer Person daher nicht über den Grad der Demenz, sondern über unterschiedliche Ausprägungen von Fähigkeiten in drei Dimensionen:

- Körperliche Selbständigkeit und Fähigkeiten
- Gedächtnis und Denken
- Verhaltensauffälligkeiten

Unterschiedliche Ausprägungen der einzelnen Merkmale ergaben vier Kompetenzprofile:

- *LD – leicht demenzkranke Bewohner:* Dieses Kompetenzprofil bezeichnet Personen, die in ihren körperlichen Fähigkeiten und der Selbständigkeit im Alltag noch wenig eingeschränkt sind. Die Beeinträchtigung des Gedächtnisses erstreckt sich wesentlich auf das Zurechtfinden an fremden Orten oder kleineren Fehlleistungen. Verhaltensauffälligkeiten sind bei diesen Personen nicht zu beobachten.
- *MD – mittelgradig demenzkranke Bewohner:* Verfügen in Teilen noch über alltagspraktische Kompetenzen, wobei diese begleitet oder angeleitet werden müssen. Möglicherweise ist die verbale Kommunikation bereits eingeschränkt. Im Bereich des Gedächtnisses ist das Kurzzeitgedächtnis bereits deutlich eingeschränkt und biografische Erinnerungen verlieren ihren Detailreichtum. Verhaltensauffälligkeiten werden in H.I.L.D.E. beschrieben als Phasen von Traurigkeit oder Rückzug oder auch ungehaltene Reaktionen in bestimmten Situationen. (Hier wird deutlich, dass die Heidelberger Wissenschaftler ein anderes Menschenbild und ein anderes Verständnis von Demenz haben als Kitwood, der solche Äußerungen viel eher als angemessene Reaktionen deuten würde, denn als Verhaltensauffälligkeiten.) Auch können in diesem Stadium vereinzelt stereotype Verhaltensweisen auftreten.
- *SD-S – schwer demenzkranke Bewohner mit somatischen Einschränkungen:* Personen mit diesem Kompetenzprofil sind stark eingeschränkt in ihren alltagspraktischen Kompetenzen und verfügen über schwerwiegende kognitive Einbußen. Im Verhalten wirken sie eher teilnahmslos oder apathisch.
- *SD-P – schwer demenzkranke Bewohner mit psychopathologischen Verhaltensauffälligkeiten:* Personen mit diesem Kompetenzprofil verfügen häufig über bessere körperliche und Alltagskompetenzen als die der Gruppe SD-S, sind aber dennoch stark eingeschränkt. Die Erinnerung ist weitgehend verloren. Im Verhaltensbereich fällt die Person häufig durch besonders stark hervortretende Verhaltensweisen auf, durch die sich andere Bewohner gestört fühlen können.

Zu jedem Kompetenzprofil existiert ein Referenzbogen, damit die Ergebnisse der Erhebung mit H.I.L.D.E. mittels eines Referenzwerts beurteilt werden können.

Beurteilung

Für die Anwendung von H.I.L.D.E. existiert eine umfassende Testbatterie mit einer Vielzahl an Instrumenten. Daraus ergibt sich ein sehr umfassendes Bild zu den fünf Dimensionen. Allerdings sind die einzelnen Items auf den Fragebögen in der Regel quantitativ zu beantworten. So werden in der Dimension »Räumliche Umwelt« Lieblingsplätze ermittelt, die auf einem Fragebogen erfasst werden. In der Bewertung geht es dann um die Häufigkeit, mit der sich die Person an diesem Platz aufhält. Bei einem vornehmlich quantitativen Verfahren kommen andere Erkenntnisse zutage als bei einem vornehmlich qualitativen Verfahren. So kann die Frage nach den Lieblingsplätzen beispielsweise ergeben, dass sich eine Person besonders gerne im Garten bei den Ziegen aufhält, dort aber seltener als einmal wöchentlich ist. Daraus lassen sich ganz konkrete Handlungskonsequenzen zur Verbesserung ihres subjektiven Wohlbefindens ableiten. Ein weiterer Vorteil der quantitativen Herangehensweise liegt in der schnellen Bearbeitung der Fragebögen. Und schließlich kann durch den Abgleich mit den Referenzwerten die Lebensqualität einer Person oder mehrerer Personen in einer Einrichtung mit einem allgemeinen Durchschnitt verglichen werden. Was allerdings bei dem quantitativen Ansatz nicht herauskommt, sind inhaltliche Qualitäten: Warum geht die Person so gerne zu den Ziegen, an welcher Art von Orten fühlt sie sich wohl? Besonders deutlich wird dies in der abschließenden Frage zur allgemeinen Lebenszufriedenheit, die lediglich in einer vierstufigen Skala beantwortet werden kann. Aber wäre es nicht interessant zu erfahren, was die Person zufrieden oder unzufrieden macht? Was sie sich wünscht, was »ein gutes Leben« für sie bedeutet?

Ein großer Vorteil von H.I.L.D.E. liegt in seiner Mehrdimensionalität. Durch die fünf Dimensionen wird eine sehr umfassende und differenzierte Beurteilung der Lebensqualität und des subjektiven Wohlbefindens einer Person möglich. Die Fragebögen enthalten eine Vielzahl an Anregungen und Hinweisen. Das Instrument wird allgemein als aufwendig dargestellt. Doch die einzelnen Fragebögen sind bedienerfreundlich gestaltet, und es gibt ein umfassendes Benutzerhandbuch, das auch die Fragebögen enthält. Pflegende können durch den Umgang mit einer so umfassenden Testbatterie nicht nur ihr Verständnis von Lebensqualität, sondern auch ihre fachlichen Kompetenzen erweitern.

Besonderheiten des quantitativen Ansatzes

5 Lebensqualität in stationären Einrichtungen

Die folgenden sechs Dimensionen von Lebensqualität in Pflegeeinrichtungen sind das Ergebnis einer umfassenden Literaturrecherche und der Befragung von sechs Bewohnerinnen und Bewohnern in zwei Einrichtungen im Rahmen der gemeinsamen Diplomarbeit, die als Vorlage für dieses Buch dient. Die Dimensionen bieten einen Rahmen, um die Lebensqualität in der eigenen Einrichtung zu hinterfragen und zu bewerten. Und sie liefern Anhaltspunkte für Verbesserungen in dem einen oder anderen Bereich. Jede Pflegeeinrichtung hat unterschiedliche Bereiche, in denen Lebensqualität bereits gut verwirklicht ist oder in denen es Verbesserungspotenziale gibt. Die sechs Dimensionen sind:

1. Wohnen
2. Gesundheit und Selbständigkeit
3. Autonomie
4. Kontrolle
5. Aktivität
6. Soziale Einbindung

Um ein klares Verständnis davon zu vermitteln, auf welche Weise die sechs Dimensionen in Pflegeeinrichtungen wirksam werden, und wo die Grenze der Einflussnahme von Einrichtungen auf die Lebensqualität von Bewohnerinnen und Bewohnern liegt, verweise ich nochmals kurz auf das Kongruenzmodell der Gerontologen Carp und Carp (▶ **Abb. 4**, S. 63), das die Zusammenhänge anschaulich macht.

Die sechs Dimensionen Wohnen, Gesundheit und Selbständigkeit, Autonomie, Kontrolle, Aktivität und soziale Einbindung entsprechen den Vorhersagefaktoren in dem Modell. Sie sind die Dimensionen der objektiven Lebensqualität, die die Einrichtung als Lebensumfeld und Gesundheitsdienstleister zur Verfügung stellt. Eine gute und qualitativ hohe Ausprägung in allen Dimensionen würde entsprechend eine Pflegeeinrichtung kennzeichnen, die eine sehr gute objektive Lebensqualität bietet.

Doch Lebensqualität entsteht grundsätzlich in der Wechselwirkung aus Person und Umwelt. *Teilmodell 1* beschreibt dabei die Passung zwischen Person und Umwelt im Hinblick auf Einschränkungen und deren Kompensation durch die Umwelt. Da die Kompetenzprofile unterschiedlicher Menschen in einer Einrichtung höchst unterschiedlich sind, kommt es immer auf die Person an, die auf die Umwelt trifft. Es gibt also kein absolutes Ideal, sondern immer nur situative oder individuell unterschiedliche Passungen.

Bei *Teilmodell 2* verhält es sich ähnlich. Hier geht es um Bedürfnisse, die die Umwelt beantwortet. Bietet die Umwelt Privatheit oder Geselligkeit? Ob das Angebot bei einer Person Wohlbefinden hervorruft, hängt ganz von deren individueller Bedürfnislage ab. Auch hier gibt es also kein absolutes Ideal, sondern ein Maß an Anpassungsfähigkeit an unterschiedliche individuelle Bedürfnislagen.

Nun stellen Sie sich kurz die Frage, ob sie glücklich wären, wenn Sie in einer Umgebung lebten, die optimal an ihre Kompetenzen angepasst ist und ihnen alle Bedürfnisse befriedigt, sobald Ihnen diese bewusst werden. Das klingt nach Schlaraffenland, nicht wahr? Doch selbst wenn es realisierbar wäre, auch im Schlaraffenland gäbe es Menschen, die unglücklich wären. Vielleicht aus Langeweile, vielleicht aus Überdruss, vielleicht aufgrund einer psychischen oder körperlichen Krankheit oder weil ein lieber Mensch weggegangen oder gestorben ist. Die objektiven Lebensumstände spielen zwar eine Rolle. Aber unsere Erfahrungen und Einstellungen, die Brille, durch die wir die Dinge bewerten, die uns widerfahren, Lebensereignisse, Verluste oder Erfolge modifizieren diese objektiven Gegebenheiten.

Aus diesem Grund ergänzen qualitative Interviews mit sechs Bewohnerinnen und Bewohnern zum subjektiven Wohlbefinden die Einschätzung der Lebensqualität. Es ist nicht sehr üblich, Bewohnerinnen und Bewohner von Einrichtungen zu fragen, wie sie die Welt, in der sie leben, sehen. Dabei haben pflegebedürftige Menschen oft sehr genaue Vorstellungen von der Einrichtung und können viel dazu sagen, was ihnen wichtig ist, was sie sich wünschen und was sie zufrieden macht. Die Menschen, die wir befragt haben, waren im Alter zwischen 70 und 100 Jahren und leicht bis schwer pflegebedürftig. Ihnen und ihren ehrlichen, umfassenden und teils erfrischenden und kritischen Aussagen ist das Entstehen des vorliegenden Buchs zu verdanken.

Sie werden die Damen und Herren, die ihre Erfahrungen mit uns geteilt haben, im folgenden Teil des Buchs näher kennenlernen. Zunächst sind Zitate aus den Interviews mit ihnen in den Text zu den sechs Dimensionen eingestreut. Im Rahmen des Kapitels zum subjektiven Wohlbefinden in Pflegeeinrichtungen (▶Kap. 6.2) geht es um die Bewohnerinnen und Bewohner selbst und ihre Lebensthemen. Selbstverständlich sind alle Namen geändert, sodass die Anonymität sowohl der Menschen als auch der beiden teilnehmenden Einrichtungen vollständig gewahrt bleibt.

5.1 Sechs Dimensionen von Lebensqualität in Pflegeeinrichtungen

5.1.1 Wohnen und Privatheit

Martin Heidegger zum Wohnen

»Doch worin besteht das Wesen des Wohnens? Hören wir noch einmal auf den Zuspruch der Sprache: Das altsächsische wuon, das gotische wunian bedeuten ebenso wie das alte Wort bauen das Bleiben, das Sich-Aufhalten. Aber das gotische wunian sagt deutlicher, wie dieses Bleiben erfahren wird. Wunian heißt: zufrieden sein, zum Frieden gebracht, in ihm bleiben. Das Wort Friede meint das Freie, das Frye, und fry bedeutet: bewahrt vor Schaden und Bedrohung, bewahrt – vor... d. h. geschont. Freien bedeutet eigentlich schonen. Das Schonen selbst besteht nicht nur darin, dass wir dem Geschonten nichts antun. Das eigentliche Schonen ist etwas Positives und geschieht dann, wenn wir etwas zum voraus in seinem Wesen belassen, wenn wir etwas Eigenes in sein Wesen zurückbergen, es entsprechend dem Wort freien: einfrieden. Wohnen, zum Frieden gebracht sein, heißt: eingefriedet bleiben in das Frye, d. h. in das Freie, das jegliches in sein Wesen schont. Der Grundzug des Wohnens ist dieses Schonen. Er durchzieht das Wohnen in seiner ganzen Weite.« (Heidegger 1990, S. 143)

Dieses Zitat von Martin Heidegger erfasst die Bedeutung des Wohnens in seiner Tiefe. Darum ist es den folgenden Ausführungen vorangestellt. Heidegger beschreibt uns in seiner ihm eigenen Sprache, worum es beim Wohnen geht. Wohnen bedeutet demnach mehr, als ein Dach über dem Kopf zu haben und eine Türe, die man hinter sich abschließen kann. Wohnen vereint Frieden und Freiheit zugleich. Unsere Wohnung umhegt uns und schont uns wie eine zweite Hülle und gibt uns damit die Freiheit zu sein. Doch Wohnen bedeutet noch mehr. Jeder kennt das: Wenn wir uns länger an einem Ort aufhalten, der nicht unser Zuhause ist, beginnen wir, uns an diesem Ort einzurichten, indem wir den Ort einrichten. Wir prägen die fremde Umgebung und prägen damit uns in die Umgebung ein. Damit wird der neue Ort zu »unserem Ort«, zu einer Erweiterung unseres Selbst. Erst dann werden wir »heimisch«.

»Wohnen bedeutet eine ortsgebundene Identität und die Verlängerung des eigenen Selbst auf persönlich bedeutsame Dinge, bedeutet Vertrautheit und Überschaubarkeit, bedeutet ein hohes Maß an Privatheit und Abgrenzung gegenüber der Öffentlichkeit, bedeutet Sicherheit in einem breit verstandenen Sinn.« (Wahl und Reichert 1994, S. 16)

Leben im Pflegeheim ist immer auch Wohnen. Das scheint selbstverständlich. Jedoch ist zu bedenken, dass sich das eigentliche Wohnen von seiner Grundbedeutung her auf die »eigenen vier Wände« bezieht, also auf die Situation einer abgeschlossenen Wohnung, in der der Mieter oder Eigentümer »sein eigener Herr« ist. Deutlich zum Ausdruck gebracht wird dies in dem englischen Sprichwort »my home is my castle«. Erst die Möglichkeit, souverän die »vier Wände« nach außen hin abschließen oder öffnen zu können, macht die Behausung zur Wohnung und den »Bewohner« zum »Mieter«. Im Pflegeheim stellen diese vier Wände in der Regel ein Zimmer dar, das nicht selten mit einer anderen Person geteilt werden muss. Hinzu kommt, dass sich Wohnen im Alter und insbesondere im Pflegeheim zunehmend auf das »eigene« Zimmer konzentriert. Damit nimmt die Bedeutung der Wohnung und des Wohnens für den alten Menschen zu. Aus diesem Grund ist es wichtig, der Bedeutung des Wohnens im Pflegeheim besondere Aufmerksamkeit zu widmen.

Die Bedeutung des Wohnens für unser Wohlbefinden untersuchen zwei Wissenschaftsrichtungen, die für die Lebensqualität in Pflegeeinrichtungen bedeutend sind. Die ökologische Psychologie und die ökologische Gerontologie. Beide gehen von engen Wechselbeziehungen zwischen Menschen und ihrer gebauten Umgebung aus. Einerseits spiegeln sich in gebauter Umwelt die psychische und soziale Organisation des Menschen, andererseits ist das Ergebnis des Bauens strukturierter Raum und beeinflusst damit das Erleben und Verhalten der Menschen, die sich innerhalb oder außerhalb bewegen. Diese beiden Aspekte des Gebauten lassen sich im Hinblick auf das Wohnen auf drei Ebenen betrachten.

1. Die aktuelle Befindlichkeitsregulierung des Individuums (Konzept der Aktivation)
2. Die längerfristige Existenzregulation im Hinblick auf die personale und soziale Identität (Konzept der Entwicklung)
3. Die soziale Bezugsregulation (Konzept der Interaktion)

Wohnen hält uns aktiv: Das Aktivationskonzept

Unsere Wohnung oder unser Haus und die Umgebung, in der sich das Haus befindet, wirken sich darauf aus, wie aktiv wir die Umgebung nutzen und gestalten. Das Konzept der Aktivation bezieht sich auf den Gehalt an Anregungen und Aufforderungen, den die räumliche Wohnumgebung bietet. Dieses Prinzip ist im Allgemeinen wirksam und nicht nur im Hinblick auf Pflegeeinrichtungen. Doch nicht nur die Umgebung wirkt sich auf unsere Aktivitäten aus, sondern auch das unmittelbare Umfeld, die Wohnung. Etwas Alltägliches, wie etwa das Vorhandensein eines Fernsehgerätes, kann sich stark auf das abendliche Aktivitätsniveau einer Familie auswirken. Oder: Gibt es eine Spülmaschine, einen Wäschetrockner, einen Garten, der gepflegt und bewirtschaftet werden will? In welchem Stockwerk befindet sich die Wohnung? Führt ein Aufzug hinauf? Wird der morgendliche Kaffee mit der Maschine oder per Hand aufgebrüht? Aus all diesen Kleinigkeiten resultieren das Anregungsniveau einer Wohnumgebung und das Aktivitätenprofil ihrer Bewohner.

Gerade bei älteren pflegebedürftigen Personen ist der Anregungsgehalt des Wohnumfeldes von besonderer Bedeutung. Wie im Kapitel zur Person und Umweltpassung (▶ Kap. 3.5.2) deutlich wurde, erzeugt eine gute Passung zwischen den Umweltanforderungen und den personalen Kompetenzen einer Person Wohlbefinden. Im Zentrum einer Gestaltung des Wohnumfelds Pflegeheim sollte daher die Schaffung einer anregenden Umwelt stehen.

Vertrautheit und Alltagskompetenz: Das Zimmer

Ein Wechsel der Wohnumgebung kann für alte und pflegebedürftige Menschen große Verunsicherung bedeuten. Wenn ein Mensch vielleicht vierzig Jahre lang immer mit dem linken Bein aus seinem Bett aufgestanden ist und das Bett auf einmal anders steht, wird eine eingeschliffene Gewohnheit unterbrochen. Dies kann besonders Menschen in einer schlechten körperlichen Verfassung oder bei beginnender Demenz irritieren. Wir bedenken selten, wie stark unsere Handlungsabläufe von Gewohnheiten und Ritualen bestimmt werden. Wenn wir morgens aufstehen, müssen wir nicht nachdenken, was als nächstes kommt, auch wenn wir uns vielleicht noch im Halbschlaf befinden. Wir tappen vielleicht mit halb geöffneten Augen in Richtung Bad oder Toilette, und die Abläufe erfolgen selbstverständlich und ohne, dass wir uns darüber Gedanken machen müssten. Die Wege sind bekannt, die Dinge befinden sich an ihrem Ort und die Abläufe sind vertraut. Diese Vertrautheit hilft gerade älteren Menschen, ihrem Alltag noch gerecht werden zu können. Ein bekanntes Beispiel aus der Lebensqualitätsforschung illustriert die Bedeutung von Vertrautheit bei Menschen mit Demenz. An einer Studie zur Langzeitwirkung optimistischer Lebenseinstellungen mit Ordensfrauen war auch die Äbtissin eines Klosters beteiligt. Die Ordensfrau leitete bis ins hohe Alter die Geschicke ihrer Gemeinschaft, ohne dass sich in ihrer Arbeit Einschränkungen gezeigt hätten. Nach ihrem Tod stellten die Ärzte in ihrem Gehirn Plaques fest, die auf eine fortgeschrittene Alzheimer-Erkrankung deuteten.

Die radikale Veränderung des vertrauten Umfelds kann vor diesem Hintergrund erklären, weshalb alte Menschen in akute Verwirrtheitszustände geraten, wenn sie ins Krankenhaus kommen oder in eine Pflegeeinrichtung übersiedeln. Die Abläufe funktionieren nicht mehr. Damit wird auch das eigene Kompetenzerleben fundamental untergraben. Demenzielle Entwicklungen können dadurch beschleunigt werden. Ein Sachverhalt, den man im Kontext des Heimeinzugs häufig beobachten kann.

Bei der Gestaltung des Zimmers ist es deshalb besonders wichtig, dass die Person, die dort lebt, weitgehende Möglichkeiten hat, das Zimmer nach ihren eigenen Wünschen zu gestalten. Dies sollte angeregt und gefördert werden und als Thema bereits im Vorfeld des Heimeinzugs Raum haben. Wenn das Bett den einzigen gemütlichen Aufenthaltsort darstellt, bleiben der dort lebenden Person wenige Aktivitätsanreize. Es ist sinnvoll, beim Heimeinzug zu überlegen, wo sich die betreffende Person in ihrer Wohnung am häufigsten und am liebsten aufgehalten hat, beispielsweise am Küchentisch, und welche Tätigkeiten sie in ihrer Wohnung noch selbst verrichtet hat. Soweit möglich könnte das neue Zimmer dann mit den Möbeln »nachkonstruiert« werden, um ein Stück Heimat und Alltag mit in die Einrichtung zu bringen. Sinnvoll sind auch Dinge wie eigene Bettwäsche, das eigene Geschirr oder eine Kaffeemaschine und vielleicht ein kleiner Kühlschrank. Auch Blumen, die versorgt werden müssen, können dazu anregen, den Raum zu nutzen und privat zu besetzen.

Die Gemeinschaftsräume

Ebenso können die Räumlichkeiten im öffentlichen und halböffentlichen Bereich Anregungen zur Aktivität enthalten. So lässt sich der räumliche Anregungsgehalt in Pflegeeinrichtungen erhöhen, indem man in öffentlichen und halböffentlichen Bereichen auf die besondere Einrichtung achtet, beispielsweise Bilder oder Fotos anbringt, die einen direkten Zusammenhang mit dem aktuellen oder früheren Leben der alten Menschen herstellen. Der individuelle Erfahrungs- und Bedeutungsbezug der Menschen, die in der Einrichtung leben, ist hierbei entscheidend. So ist es denkbar, die Gestaltung des öffentlichen Bereichs einer Einrichtung mit dem Heimbeirat oder einer Gruppe interessierter Bewohner abzustimmen. Alte Möbel, Uhren oder Bilder von früheren Wohnorten stellen Bezug zum vorherigen Leben her und können anregend wirken. Dazu sollten sie allerdings nicht zu repräsentativ wirken, sondern eher Gemütlichkeit ausstrahlen. Andernfalls scheuen sich die Menschen häufig, sie zu nutzen. Vielleicht lädt ein Klavier zum Spielen ein. Dann wäre eine kleine Notensammlung schön, damit man es auch bespielen kann. Darüber hinaus ist an ein Café zu denken, das täglich geöffnet ist. Ferner lädt ein schöner Park, evtl. mit einem Tiergehege, zu Spaziergängen ein. Gibt es einen Kiosk oder in der unmittelbaren Umgebung einen Laden, der gerne aufgesucht wird?

Für vier unserer Interviewpartner ist der große Park, über den jede der beiden Einrichtungen verfügt, ein sehr wichtiger Aspekt für Lebensqualität:

Fr. Stark: »Der ist sehr schön, ich genieße das. Ich bin ganz glücklich über den Park.«

Fr. Weltfreund: »Ich war sehr erfreut, dass ein schöner Park da ist ... und dass ein Baum da ist (direkt vor dem Fenster).«

Frau Weltfreund hat ihr Zimmer im 1. Stock, es verfügt über eine große Fensterfront. Der Baum ist so groß, dass seine Krone auf Höhe des Fensters ist und es beinahe berührt. Man könnte den Eindruck gewinnen, der Baum sei Teil des Raumes.

Zu bedenken ist in diesem Zusammenhang auch, dass sich die Architektur von Einrichtungen nicht selten eher an funktionalen Erwägungen, aktuellen Moden oder dem Geschmack der Auftraggeber orientiert als am Empfinden der alten Menschen, die den Raum bewohnen.

Frau Weltfreund erwähnt in diesem Zusammenhang die Architektur der Einrichtung, in der sie gelebt hat, bevor sie in die teilnehmende Einrichtung umgezogen ist:

Fr. Weltfreund: »Beton, ich sag alles Beton! (...) Da war der Tisch in der Mitte, und es war alles – ich hab mir es vorgestellt, wie wenn ich im Laden sitzen würde. Man konnte runterschauen, da war der Parkplatz, da konnten se winken, die konnten bis rauf schauen – und ich hab mich da nicht wohlgefühlt ...

Interviewerin: »Weil das so beobachtet war?«

Fr. Weltfreund: »Ja, der ganze Beton.«

Dieses Zitat belegt eindrücklich die mitunter recht gegensätzlichen Erwartungen von alten Menschen und modernen Bauherren an die Architektur von Pflegeeinrichtungen. Unter das Aktivationskonzept fällt auch der Begriff der Gemütlichkeit. Denn irgendwo in Ruhe und Gemütlichkeit verweilen zu können, ist ebenfalls ein wichtiger Aspekt von Aktivität.

Hinzu kommt, dass die Architektur einer Einrichtung darauf Einfluss nimmt, ob sie von den alten Menschen in Besitz genommen wird oder nicht. Eine gerontologische Studie in Pflegeeinrichtungen ergab, dass Veränderungen, die Heimbewohnerinnen im Bereich vor ihren Zimmern vornahmen, um die Umgebung zu personalisieren, beinahe vollständig wieder rückgängig gemacht wurden. Und zwar durch die Bewohnerinnen selbst. Die Wissenschaftler sprechen in diesem Zusammenhang von der »Widerständigkeit« des Gebauten gegen Veränderung. Gemeint ist damit die Scheu von Bewohnerinnen, Eingriffe in die Ästhetik der Architektur und Einrichtung vorzunehmen, selbst dann, wenn dies von Seite der Einrichtung unterstützt wird.

Entwicklungskonzept

Wohnen heißt, so der Philosoph Bollnow, »an einem bestimmten Ort zu Hause sein, in ihm verwurzelt sein und an ihn hingehören« (Bollnow 2000, S. 125). Es gehört einiges dazu, dass Menschen sich in einem Heim zu Hause fühlen und Wurzeln schlagen können. Gerade weil Menschen, die in ein Heim einziehen, ihr eigentliches Zuhause aufgeben mussten. Sie verlieren ihr gewohntes Umfeld, Wohnung, Möbel etc., und fühlen sich genau deshalb erst einmal entwurzelt.

> *Fr. Weltfreund:* »Einen alten Baum versetzt man nicht.«

Dieser Satz war nicht nur für Frau Weltfreund zutreffend. Das ursprüngliche Zuhause war für alle Interviewten von besonderer Bedeutung und konnte von den Heimen kaum ersetzt werden. Auf die Frage, was für sie vor dem Heimeinzug wichtig war, um zufrieden zu sein, antwortete Frau Frohgemut:

> *Fr. Frohgemut:* »Ja, da hatte ich mein Zuhause. Aber ich konnte es ja nicht mehr, ja – das is' vorbei.«

Im Mittelpunkt des Entwicklungskonzepts steht die Beeinflussung zwischen Mensch und Umwelt über längere Zeiträume. Der Besitz und die Verfügbarkeit über eine Wohnung und über Dinge haben eine besondere entwicklungspsychologische Tragweite. Einer Studie zufolge besitzt jeder Bundesbürger durchschnittlich 30.000 Dinge. Dazu gehören neben den Möbeln, Kleidern und Alltagsgegenständen auch Dekoration und »Krüschtle«, also kleine Dinge ohne besondere Funktion oder Sachwert. In jedem Haushalt gibt es eine Schublade oder Kiste mit Kleinkram, der keine besondere Funktion oder Bedeutung zu haben scheint. Jeder, der schon einmal die elterliche Wohnung auflösen musste, weil die Eltern gestorben oder ins Heim umgezogen sind, weiß, dass jeder dieser Gegenstände mit einer eigenen Bedeutung aufgeladen ist und ein Stück Identität repräsentiert. Wenn alte Menschen in eine Pflegeeinrichtung übersiedeln, reduziert sich der persönliche Besitz von diesen durchschnittlich 30.000 auf vielleicht 200 Dinge; im schlimmsten Fall kommt man nur mit einer Plastiktüte aus dem Krankenhaus in die Einrichtung. Das Aufgeben privaten Eigentums bedeutet also nicht nur den Verlust von Dingen, sondern auch von Bedeutung, mit der die Dinge aufgeladen sind, bedeutet Bedrohung der Identität und des sozialen Status.

Frau Tätig berichtet im Interview, dass sie den Verlust ihrer privaten Dinge noch heute sehr schmerzlich erlebt:

Fr. Tätig: »Ja, schlimm, schlimm und dann auch muss ich immer im Nachhinein daran denken, wo ist jetzt das geblieben, wo ist jetzt das geblieben, so schöne Vasen usw., und alles, was ich so geschätzt habe, das war jetzt weg. Ich konnte ja nicht alles mitnehmen.«

Interviewerin: »Konnten Sie etwas mitnehmen?«

Fr. Tätig: »Ja, der Sessel, der ist von meiner Mutter noch, den hab ich mitgenommen, aber sonst nichts, sonst nichts, ja.«

Interviewerin: »Das ist wenig!«

Fr. Tätig: »O ja – und das andere, das hat man rausgeworfen aus der Wohnung (…). Die Containerangestellten da haben da alles rein. Denn: Wer will die alten Möbel noch. Wir haben da fast 30 Jahre drin gewohnt.«

Auch Frau Weltfreund berichtet davon, dass sie nur wenige, für sie besonders wichtige Dinge in die Einrichtung mitbringen konnte. Sie berichtet jedoch auch, dass zwei Mitarbeiterinnen des Pflegedienstes ihr eine kleine Vitrine organisiert haben, in der sie ihre persönlichen Dinge unterbringen kann:

Fr. Weltfreund: »Nur so kleine Sachen von meiner Mutter – da hab ich fast alles mitgenommen, (…) ihr Kochbuch habe ich mitgenommen und ihr Gesangbuch habe ich mitgenommen von der Konfirmation. Ich habe eben sehr auch an der Mutter gehangen. Kleinigkeiten eben.«

Interviewerin: »Möbel auch ein bisschen?«

Fr. Weltfreund: »Nein. Die Schwester X, die ich auch also kennengelernt habe, nachdem ich ein paar Wochen hier war, und mit noch einer Schwester haben sie gesagt, die haben mir das, ohne dass ich das wusste (…), das Schränkchen gebracht. Da habe ich es mir halt so ein bissel heimelig eingerichtet.«

Besitz bedeutet jedoch nicht nur Vertrautheit, familiäre Kontinuität und Identität, sondern auch sozialen Status. Die Dinge, die wir besitzen, weisen zurück auf unseren sozialen Status und dienen auch dazu, uns von anderen abzuheben und zu zeigen, wer wir, materiell und sozial gesehen, sind. Dabei definieren wir uns nicht nur selbst über unseren Besitz, sondern werden auch von anderen einem bestimmten sozialen Status zugeordnet – und vielleicht entsprechend behandelt. Mit dem Einzug in eine Pflegeeinrichtung kann auch die Furcht verbunden sein, zu einer oder einem unter vielen zu werden.

So ist für Herrn Schick der Verlust seines Autos, eines Mercedes-Sport-Coupés – wie er nicht ohne Stolz bemerkt –, besonders schmerzlich. Auch wenn er schon länger nicht mehr selbst Auto fahren kann, hätte er seinen Wagen mitgenommen, wenn die Einrichtung über eine Garage verfügte:

> *Hr. Schick:* »Ja. Ja, das ist natürlich ein bissle schlecht: Wenn ich da eine Garage hätte, hier in der Gegend. Das ist halt so bei so einem Wagen: Wenn der hier im Freien steht, dann sind zunächst halt mal zuerst die Felgen abmontiert ...«

Es gibt auch Heimbewohner, für die ein finanzieller Aspekt im Vordergrund steht. Sie haben sich die Möbel zusammengespart und sich erst vor kurzer Zeit gekauft. In einer Studie des Bundesministeriums für Familie und Senioren wurde von Bewohnern erklärt, dass sie wenigstens einen Teil ihrer vertrauten Wohnwelt behalten möchten, um so eine Kontinuität im Lebensvollzug erhalten zu können. Die Menschen, die ihr Zimmer selbst möblieren können, integrieren sich bereits beim Einzug leichter.

Neben bedeutsamen Dingen umfasst Besitz insbesondere den Besitz von Geld. Das Leben in einer Pflegeeinrichtung ist mit hohen Kosten verbunden. Dadurch wird einerseits die persönliche Freiheit der Bewohnerinnen und Bewohner beschnitten, weil das Geld häufig gerade oder nicht einmal für die Unterkunft in der Pflegeeinrichtung ausreicht. Auf der anderen Seite kann der oft im Laufe eines Lebens ersparte Besitz nicht mehr, wie geplant, an die nachfolgende Generation weitergegeben werden, da er in die Unterbringung in der Pflegeeinrichtung fließt:

> *Fr. Tätig:* »Schlimm, ich hab eine Eigentumswohnung, und die Miete, die ich bekomme, wird hier bezahlt, und da, ja und das ist halt dann – und der Sohn muss immer noch dazuzahlen.«

Zudem bedeutet das Aufgeben der eigenen Wohnung den Verlust von Wohn- und Lebensraum im wörtlichen Sinn:

> *Fr. Stark:* »... ich hatte dort eine 4-Zimmer-Wohnung. Und jetzt bin ich hier eingepfercht in ein kleines Zimmer.«

In der Heimmindestbauverordnung wird pro Pflegeplatz für jede Person eine Wohnschlaffläche von mindestens 14 qm gefordert. Die Zimmergröße von 16–20 qm wurde von Bewohnern bereits als beengend empfunden. Die Zahlen stammen aus einer Studie, die im Auftrag des Bundesministeriums für Familie und Senioren entstand. Die beteiligten Häuser wiesen eine Zimmergröße von 10–50 qm auf, die Hälfte aller Zimmer war 16–20 qm groß. In einer anderen Studie hatten Bewohner Einzelzimmer in der Größe von 12–15 qm und äußerten spontan ein subjektives Gefühl von Beengt-Sein. Die Bewohner bezeichneten ihr Zimmer als »kleines Loch«.

Interaktionskonzept

Das Interaktionsprinzip thematisiert soziale Prozesse und Bezüge. Besonders angesprochen sind hier die wichtigen umweltpsychologischen Themen Privatheit und Territorialität.

»Eine private Atmosphäre entwickelt sich erkennbar nur in den wenigen Einzelzimmern. Meist bleiben nur das Bett und der Nachttisch als der einzige wirklich private Raum übrig.« (Koch-Straube 1997, S. 315)

Heimbewohner berichten von starken Beeinträchtigungen ihres psychischen Wohlbefindens, wenn sie in Doppelzimmern leben. Die dauernde Beobachtung und Kontrolle durch einen Mitbewohner, die Konfrontation mit der Krankheit eines anderen Menschen oder die Konfrontation mit unangenehmen Angewohnheiten und eine reduzierte Intimsphäre werden als Belastung erlebt. Als in einer Studie Bewohner gefragt wurden, was denn das Störendste in ihrem Heim sei, antworteten manche unter anderem: Sie würden sich durch die Inkontinenz des Mitbewohners im Zweibettzimmer gestört fühlen. Eine Dame wünschte sich ein größeres Zimmer. Lediglich Personen, die ein Einzelzimmer hatten, empfanden dieses als ihr neues Zuhause.

Frau Weltfreund, die zuvor in einer anderen Einrichtung war, berichtet auf die Frage, wie sie den Umzug in ein Einzelzimmer erlebt:

Fr. Weltfreund: »Die Erfahrung (ein Einzelzimmer zu haben) war gut. Sehr gut sogar. Wissen Sie: Wenn ich zum Beispiel nicht gut beisammen bin, oder aber auch wenn's mir zu laut wird, dann bin ich froh, wenn ich mich zurückziehen kann in das Zimmer. Das beruhigt mich dann.«

Auch Herr Schick gibt an, dass es für ihn wichtig ist, sich zurückziehen zu können:

Hr. Schick: »Dass man die Tür zumachen konnte. Das habe ich immer für mich hoch angesetzt.«

Zum Wohnen gehört natürlich auch die entsprechende Privatsphäre. Eigentlich würde zu einer Wohnung auch ein eigener Haustürschlüssel gehören, aber in der Forschungsarbeit »Möglichkeiten und Grenzen einer selbständigen Lebensführung in Einrichtungen« hatten nur 15 % der befragten Bewohner einen eigenen Hausschlüssel. Der Gerontologe Saup weist darauf hin, dass für Bewohner die Möglichkeit zur räumlichen Kontrolle dann besteht, wenn sie über einen eigenen Zimmer- und Hausschlüssel verfügen. Sich zurückzuziehen und sich von der Außenwelt abschließen zu können, ist so selbstverständlich, dass wir es kaum hinterfragen. Menschen in Pflegeeinrichtungen steht diese Möglichkeit nur sehr begrenzt zur Verfügung. Selbst der Besitz eines Zimmerschlüssels bedeutet nicht, dass nicht zu jeder Stunde des Tages unvermittelt eine Pflegekraft inmitten des Wohn-Schlafzimmers stehen kann. Während dem Personal der Einrichtung ein Pausenraum oder Dienstzimmer zur Verfügung steht, um für einen Augenblick der beruflichen Rolle entschlüpfen zu können, bleibt der Pflegebedürftige zu jeder Zeit auf dem Präsentierteller, ohne Rückzugsmöglichkeit. Somit ist der Mensch seiner »sozialen Hinterbühne« beraubt.

Die Bedeutung der Interaktion verdeutlicht ein Auszug aus einer Studie, der die Problematik des Wohnens im Pflegeheim so eindrücklich illustriert, dass er hier wörtlich wiedergegeben wird. Geschildert ist eine Besuchssituation bei einem Pflegeheimbewohner:

»Der Besuch freute ihn sehr; doch schien er zugleich sehr unglücklich und vollständig ›verloren‹ zu sein. In seinem Zimmer standen das Bett, ein Nachttischchen, ein Stuhl, ein Kleiderschrank, ein kleiner Salontisch und ein Polstersessel. Er wusste gar nicht, wie er hier Besuch empfangen konnte. Ich musste im Polstersessel Platz nehmen. Es war das einzige Möbelstück, das ihm von der alten Wohnung übrig geblieben war. Weil er bei der Auflösung des Haushalts nicht dabei gewesen war und niemand an ihn dachte, wurde nichts gerettet, was ihm lieb gewesen war. Dieser Sessel erinnerte ihn (und mich) wenigstens im weitesten Sinne an die früheren Besuchssituationen. Im Gespräch beklagte er, wie er nicht nur seine Frau verloren habe, sondern eigentlich alles: seine Möbel, seine Dinge und auch seine Freunde. Er würde gerne wieder seine Bekannten zum Tee oder Wein einladen, aber dies sei jetzt ja nicht mehr möglich; erstens habe er keinen Platz, zweitens habe er keine Möbel und drittens stehe das Bett im gleichen Raum. Als vom Heimpersonal der ›obligatorische‹ Tee serviert wurde, wollte er, dass wir ihn in einer kleinen Aufenthaltsecke draußen auf dem Korridor tranken; zwar schäme er sich, aber das sei immer noch besser als drinnen; seiner Lebtag habe er noch nie mit einem Besuch Tee im Schlafzimmer getrunken. Er wolle niemanden mehr treffen, sonst müsse er sagen, wie er wohne; aber er wohne ja gar nicht mehr, er vegetiere nur noch dahin ...« (Lang 2004, S. 285)

Jedoch wird nicht nur die Pflege wichtiger persönlicher Kontakte durch die Gegebenheiten in der Einrichtung beeinflusst, sondern auch die Interaktion zwischen Bewohnerinnen und Bewohnern selbst. Die Anordnung der Tische im Gemeinschaftsraum kann beispielsweise die Kommunikation untereinander eher fördern, sofern die Tische so angeordnet sind, dass sich kleinere Gruppen zusammenfinden können. Oder sie kann Kommunikation behindern oder gar unmöglich machen. Ein Beispiel hierfür ist die Anordnung der Tische zu einer langen Tafel. Eine Studie aus der Schweiz weist nach, dass öffentliche und halböffentliche Räume durch Bewohnerinnen insbesondere dann regelmäßig und spontan genutzt werden, wenn sie nicht Durchgangsraum für Mitarbeiter oder Bewohnerinnen sind.

Eine ökopsychologische Studie beschreibt die Zusammenhänge zwischen architektonischen Gegebenheiten und Interaktion: In verschiedenen Untersuchungen in Studentenwohnheimen haben die Autoren Baum und Valins nachgewiesen, dass die zufällige Zuteilung zu unterschiedlichen Wohnsituationen bereits nach wenigen Wochen unterschiedliches Sozialverhalten zutage fördert. Demnach führt das Wohnen in zentral orientierten Strukturen mit familienähnlichen Wohngruppen zu sozial interessierten Handlungen. Das Wohnen in linear angeordneten Zimmerfluchten ohne kommunikatives Zentrum führt dagegen zu defensiven, interaktionsscheuen, tendenziell misstrauischen Haltungen.

5.1.2 Selbständigkeit und Gesundheit

Der Aspekt Sicherheit

Das Umfeld Pflegeheim vermittelt Sicherheit

Die Ursache für den Einzug in ein Pflegeheim liegt in der Regel im Verlust der Selbständigkeit der Lebensführung des alten Menschen. Dabei ist die Abnahme körperlicher Kompetenzen bei den älteren Menschen häufig mit einem zunehmenden Bedürfnis nach Sicherheit verbunden. Die Gewissheit, jederzeit, auch im Falle einer gesundheitlichen Verschlechterung umfassend versorgt zu sein, ist einer der wichtigsten Gründe, warum sich ältere Menschen für einen Einzug ins Heim entscheiden. Sicherheit umfasst dabei nicht nur die körperliche Unversehrtheit des Menschen, sondern auch das subjektive Empfinden von Sicherheit.

Alle unsere Interviewpartner sind in ein Heim gezogen, weil sie sich zu Hause nicht mehr optimal selbst versorgen konnten. Die Ursachen sind klassisch: Frakturen im Beinbereich, Arthrose in den großen Gelenken, Parkinson oder andere altersspezifische Krankheiten. Bis auf eine Person waren alle Interviewpartner hochaltrig, die zwei ältesten waren hundert Jahre alt. Herr Frei zu den Ursachen für den Heimeinzug:

> *Hr. Frei:* »… ich hab' das Gehen aufgeben müssen. Ich bin ins Heim: Ich war in einer Bank, in einer Postbank. Diese Postbank hat eine Drehtür gehabt und die hat mich umgelegt. Jetzt habe ich da sieben Nägel drin.«

Frau Tätig stellt den Sicherheitsaspekt klar in den Mittelpunkt. Ihr ist wichtig, bei Bedarf Hilfe zu erhalten. Auf die Frage, was ihr in ihrer Einrichtung besonders wichtig sei, antwortet sie:

> *Fr. Tätig:* »Dass man versorgt ist. Dass man, wenn man Hilfe braucht, klingeln kann.«

Frau Weltfreund berichtet von einem Unfall:

> *Fr. Weltfreund:* »Einmal bin ich aus dem Bett gefallen, das war aber nachts (…), ich kann mich ja nicht normal bewegen. Das passiert und dann ist gleich Hilfe da.«

Ein wichtiger Aspekt von Sicherheit liegt darüber hinaus darin, dass Sicherheit auch zu Lasten von Selbständigkeit und Selbstbestimmung gehen kann. Häufig sehen sich ältere pflegebedürftige Menschen mit einer übervorsichtigen Umgebung konfrontiert, die beispielsweise darauf bedacht ist, dass sich die pflegebedürftige Person nur ja nicht zu viel und zu selbständig bewegt – sie könnte ja stürzen. An diesem Beispiel wird bereits die Bedeutung von Professionalität im Umgang mit pflegebedürftigen Personen deutlich, auf die ich in diesem Kapitel besonders eingehen werde. Pflegeheime können alte Menschen in ihrer Selbständigkeit unterstützen und fördern. Einerseits durch eine barrierefreie Umgebung, andererseits durch professionelle Pflegekräfte, die ihre Arbeit an Maßgaben der Rehabilitation und der Förderung von Selbständigkeit ausrichten. Beide Aspekte von Förderung der Selbständigkeit, der bauliche und der pflegerische, sollen im Folgenden kurz vorgestellt werden.

Bauliche Gegebenheiten

Nicht nur an die Zimmer werden in einem Heim besondere Anforderungen gestellt. Bereits beim ersten Schritt aus dem eigenen Zimmer geht es um Orientierungshilfen und eine barrierefreie Ausstattung. Piktogramme, besondere Hinweistafeln sollten helfen, Orte im Heim besser zu finden, z. B. den Speisesaal. Wenn sie richtig gestaltet sind, können Piktogramme zu

Gute Raumgestaltung fördert Selbständigkeit und Wohlbefinden einer guten Information beitragen. Weiße Symbole auf blauem Grund sind besonders ansprechend. Eine Studie hat ergeben, dass ältere Menschen in Pflegeeinrichtungen eine möglichst realistische Darstellung der Bildsymbole am besten verstanden haben. Es gibt zudem die Möglichkeit, Gänge in verschiedenen Farben zu gestalten oder mit markanten Möbelstücken zu möblieren, um eine bessere Orientierung zu gewährleisten. Weiterhin ist zu bemerken, dass Flure in Heimen nicht nur Verkehrswege für die Menschen sind, sondern auch Aufenthalts- und Kommunikationsorte. Da mit zunehmendem Alter die Augen der Menschen schlechter werden, ist auch ein erhöhter Lichtbedarf in den Fluren und Räumen erforderlich. Im Alter lassen natürlich nicht nur die Augen nach, sondern auch das Hörvermögen verändert sich. Der Gerontologe Saup empfiehlt weiche oder raue Bodenbeläge, da diese Geräusche absorbieren und einen Widerhall verhindern, der bei glatten und harten Bodenbelägen entsteht. Harte Böden erzeugen mehr Umweltgeräusche, die Hörgeschädigte beeinträchtigen können.

Pflege und Selbständigkeit

Professionelle Pflege fördert Selbstwirksamkeit

Darüber hinaus kommt den Pflegekräften im Hinblick auf die Selbständigkeit der Bewohner eine Schlüsselrolle zu. Die Gerontologen Zank und Baltes wiesen in einer Reihe von Studien in den USA und Deutschland nach, dass unselbständiges Selbstpflegeverhalten von Heimbewohnern durch Aufmerksamkeit, Zuwendung und körperliche Berührung des Personals positiv verstärkt wird. Selbständiges Verhalten wird dagegen von den Pflegekräften weitgehend ignoriert. Zank und Baltes argumentieren, dass aufgrund des Mangels an Zuwendung und Körperkontakt auf Seiten der Bewohner unselbständiges Verhalten quasi instrumentellen Charakter erhielte. Kurz gesagt: Wenn unselbständiges Verhalten ein probates Mittel darstellt, Zuwendung durch die Pflegekräfte zu erhalten, ist der Anreiz relativ hoch, Dinge nicht selbständig zu erledigen, die man eigentlich selbständig erledigen kann. Darin liegt jedoch zugleich die Gefahr, Autonomie und Selbständigkeit auf Dauer einzubüßen, indem unselbständiges Verhalten über positive Verstärkung gleichsam »erlernt« wird.

Die Macht von Rollenzuschreibungen

Jedoch wird unselbständiges Verhalten nicht nur über den Weg des Lernens entwickelt. Ein wissenschaftliches Experiment verdeutlicht die Macht von Rollenzuschreibungen: Studenten sollten dabei zuerst alleine, danach mit einem anderen Studenten und zum Schluss wieder alleine bestimmte Aufgaben lösen. In der paarweisen Konstellation wurde einem Teilnehmer, der ohne Wissen des anderen zum Stab der Forscher gehörte, die Rolle des Chefs zugewiesen, dem anderen die Rolle des Untergebenen. In einer Vergleichsgruppe gab es keine Rollenaufteilung. Das Ergebnis der Studie war, dass die Leistungen der Versuchsteilnehmer in der Gruppe mit Rollenaufteilung signifikant schlechter waren als in der Kontrollgruppe. Die Forscher nehmen an, dies sei darauf zurückzuführen, dass bereits die Zuschreibung von Unterlegenheit dazu führen kann, dass die Leistungsfähigkeit nach Übernahme dieser Rolle nachlässt.

Ein weiteres Experiment untersuchte den Einfluss von Hilfeverhalten auf die Leistungsfähigkeit alter Menschen. Die Untersuchung wurde in einem Altenheim durchgeführt. Die Aufgabe bestand im Zusammensetzen eines Puzzles durch Heimbewohner. Eine Gruppe erhielt bei der Lösung der Aufgabe intensive Hilfe. Eine weitere Gruppe wurde im Vorfeld der Aufgabe zur eigenständigen Durchführung ermutigt. Sie bekam nur in geringem Ausmaß Hilfe. Die dritte Gruppe bestand in einer Kontrollgruppe. Die Untersuchung ergab, dass die Gruppe mit der intensiven Hilfestellung, als sie die Aufgabe alleine lösen sollte, signifikant schlechtere Leistungen erbrachte als die anderen beiden Gruppen. Zudem war das Vertrauen darin, die Aufgabe bewältigen zu können, in dieser Gruppe signifikant geringer als bei den anderen Gruppen, und schließlich bewertete die Gruppe, die viel Hilfe erhalten hatte, die Aufgabe als wesentlich schwieriger, als es die anderen taten.

Die Interaktion zwischen alten Menschen und Pflegekräften erforschte auch der Gerontologe Wahl. Es ging ihm insbesondere darum, herauszufinden, inwieweit die Selbsteinschätzung von Pflegenden bezüglich aktivierender Pflege und deren tatsächliche Umsetzung übereinstimmten. Der Ablauf von Pflegesituationen wurde dabei als »Handlungsfeld« betrachtet, innerhalb dessen sich Wahrnehmungen und Gefühle der Akteure und deren Handlungen gegenseitig bedingen. Die Untersuchung bestand aus der strukturierten Beobachtung von Pflegesituationen und anschließenden Gesprächen mit Pflegenden und Patientinnen. Die Ergebnisse der Studie ergaben ein komplexes Bild: Die Verhaltensbeobachtung ergab auf Seiten der alten Menschen einen Anteil von knapp 50 % an selbständigem Verhalten. Auf Seiten der Pflegekräfte war selbständigkeitsförderndes Verhalten jedoch nur zu 23,1 % vertreten. Diese Beobachtung wird durch die Aussagen der Pflegekräfte deutlich konterkariert: So gaben durchschnittlich 76 % aller Pflegenden an, die Selbständigkeit der alten Menschen bewahren zu wollen. Wahl erklärt diese Diskrepanz zwischen Verhaltenszielen und tatsächlichem Verhalten durch die Macht der »Helferrolle«. Hilfebedürftigen Menschen nicht unmittelbar beizuspringen, wenn sie sich mit einer Tätigkeit sichtlich abmühen, stellt eine echte Herausforderung dar. Es widerspricht den natürlichen Impulsen und würde in jeder anderen Situation als grob unhöflich gewertet. Pflegende benötigen daher, wenn sie wirklich aktivierend pflegen wollen, neben einem großzügigen Zeitbudget auch die innere Stärke, dem Impuls zu helfen Widerstand entgegen zu bringen.

Im Zusammenhang mit der Selbständigkeit ist auch die Einschätzung der eigenen Gesundheit wichtig. Der eigenen Gesundheit wird von unseren Interviewpartnern ein sehr hoher Wert beigemessen, obwohl – oder gerade weil – alle Beteiligten bereits krank sind. Bei den Gesprächen wurde klar, dass die Befragten durch ihre Krankheiten zwar eingeschränkt sind, sich aber nicht in jedem Fall sehr krank fühlen.

> *Fr. Frohgemut:* »Ich bin gesund, ich bin sehr gesund, ich bin auch nie krank gewesen. Also bis jetzt war alles in Ordnung.«

Pflegende fördern weniger, als sie glauben

Pflegebedürftige schätzen ihre Gesundheit oft besser ein

Herr Schick auf die Frage was er unter Lebensqualität versteht:

> *Hr. Schick:* »Gesund sein, das ist immer das Wichtigste, das merke ich, wenn die Gesundheit nicht klappt, dann ist alles andere nichts.«

Aus den Interviews geht hervor, dass die eigene Gesundheit oft anders wahrgenommen wird, als es in einer objektiven Einschätzung der Fall wäre, nämlich besser. Hierin liegt ein wichtiger Ansatzpunkt für aktivierende Pflege. Es ist ein zentrales Qualitätsmerkmal professioneller Pflege, dass die Pflegekräfte in der Lage sind, die Ressourcen der pflegebedürftigen Personen zu erkennen. Dabei muss die Ressource nicht unbedingt tatsächlich vorhanden sein. Oft bietet eine positive Selbstwahrnehmung bereits einen guten Ansatzpunkt für rehabilitative Pflege.

Das Beispiel von Frau Tätig, die sich zum Zeitpunkt des Heimeinzugs nicht mehr selbst aus ihrem Bett bewegen konnte, verdeutlicht dies:

> *Fr. Tätig:* »... dass ich halt noch aufstehen kann und mir alleine helfen kann, auch nachts alleine rausgehe, das ist wichtig. Das konnte ich am Anfang nicht, da habe ich so gelegen, als ich hierher kam.«

Es wird deutlich, wie wichtig unseren Interviewpartnern ihre Selbständigkeit ist. Die Befragten möchten Hilfe nur dann annehmen, wenn es nicht anders geht. Frau Stark erzählt, dass sie täglich im Park spazieren geht, um ihre Beweglichkeit zu erhalten. Zugleich wirkt sich aber die Möglichkeit, jederzeit Hilfe annehmen zu können, unterstützend und erleichternd auf die Bewohner aus.

> *Fr. Weltfreund:* »Also ich bin froh, dass ich alles noch selbst machen kann. Deshalb bin ich froh, dass ich mich noch alleine waschen kann.«

Qualifikation entscheidet über Förderung der Selbständigkeit

Am Beispiel von Frau Tätig wird die Bedeutung rehabilitierender Pflege deutlich. Sie erzählt, dass sie, als sie in die Einrichtung eingezogen ist, das Bett nicht mehr verlassen konnte. Inzwischen kann sie, wie sie sagt, auch nachts wieder alleine raus. Die Qualifikation des Pflegepersonals gilt als Bestimmungsfaktor für selbständigkeitsfördernde Pflege.

> »Die Qualifikation der Mitarbeiter/innen und damit die Qualität professionellen Handelns sind wesentliche Bausteine der Möglichkeiten und Grenzen einer selbständigen Lebensführung in Einrichtungen. Qualitätsbestimmung und Qualitätssicherung in Heimen sind nicht denkbar ohne qualifiziertes Personal, das Qualitätsstandards anwendet « (Häussler-Sczepan 1998, S. 26)

Eine Vielzahl an wissenschaftlichen Studien hat ergeben, dass die Qualifikation des Pflegepersonals über die Selbständigkeit pflegebedürftiger Menschen in Pflegeeinrichtungen entscheidet. Rehabilitierende Pflege, die die Selbständigkeit fördert, ist professionelle Pflege. Professionelle Pflege meint ein pflegerisches Angebot, das von Pflegefachkräften auf der Grundlage einer umfassenden pflegerischen Informationssammlung und orientiert an den Bedürfnissen und am Bedarf der pflegebedürftigen Person gemeinsam mit dieser entwickelt wurde. Ohne diese professionelle Grundlage bleibt eine Pflege, die die Selbständigkeit fördert, ein Zufallsprodukt. Diese Zusammenhänge sind spätestens seit der Untersuchung von

Monika Krohwinkel aus dem Jahr 1993 zur rehabilitierenden Prozesspflege am Beispiel von Apoplexie-Kranken bekannt. Vor diesem Hintergrund ist es umso erstaunlicher, dass die sogenannte Fachkraftquote in stationären Einrichtungen bei nur 50 % liegt und ihre weitere Verringerung regelmäßig diskutiert wird.

Was Pflege ist und was sie kann

Ein großes Problem professioneller Pflege liegt in der Tatsache, dass in der Gesellschaft nicht klar ist, was genau Pflege ist und was sie beinhaltet. Denn einerseits spielt sich Pflege irgendwo zwischen der ärztlichen Tätigkeit und der innerfamiliären Sorgearbeit ab. Und auf der anderen Seite bildet sie in ihrem Tun die gesamte Fülle der Alltagstätigkeiten ab. »Das kann doch jeder!«, denkt der Laie. Und auch der Fachfrau fällt es manchmal schwer zu definieren, was ihre Professionalität nun eigentlich ausmacht. Für den Beruf der Altenpflege kommt hinzu, dass sich das Berufsbild in den letzten 20 Jahren stark gewandelt hat.

Ein kurzer historischer Abriss zeigt die Entwicklung des Berufs Altenpflege. Als sich in den 50er Jahren des letzten Jahrhunderts ein steigender Bedarf an Pflegekräften in den neu gegründeten Pflegeheimen abzeichnete, wurde ein neues Tätigkeitsbild geschaffen, dessen Ziel es war, ungelernte Kräfte mittels Schulungen in die Pflege einzuführen, um so auf das teure Krankenpflegepersonal verzichten zu können. Aus diesen Kursen entwickelte sich aufgrund des steigenden Bedarfs und der steigenden Anforderungen in den darauf folgenden Jahren der Beruf Altenpflege. Anders als die Krankenpflege war die Altenpflege von Anfang an stärker sozialpflegerisch als medizinisch ausgerichtet. So lag ein wesentlicher Schwerpunkt der Ausbildung und des Berufsverständnisses bis zur Reform im Jahr 2004 auf der, wie man heute sagen würde, Alltagsbegleitung.

Indes haben sich die Bedarfe pflegebedürftiger Menschen in den Heimen in den vergangenen Jahrzehnten verändert. Durch die Zunahme an demenzerkrankten oder multimorbiden Personen hat der Pflege- und Betreuungsaufwand deutlich zugenommen. Die zunehmende Verlagerung von intensiv-pflegebedürftigen Patienten aus den Krankenhäusern in Langzeitpflegeeinrichtungen führte zu einem deutlich gestiegenen Bedarf an Fachwissen und Handlungskompetenz im medizinisch-pflegerischen Bereich. Dies bedeutete für die Pflegekräfte neben höheren fachlichen Ansprüchen und zunehmender Arbeitsverdichtung eine Neuorientierung in den Arbeitsschwerpunkten. An die Stelle der Alltagsbegleitung traten nun zunehmend rein grund- und behandlungspflegerische Tätigkeiten. Die Alltagsgestaltung übernehmen unterdessen sogenannte »Alltagsbegleiter«. Damit steht die Altenpflege vor der Herausforderung, ihre Rolle zu überdenken und neu zu definieren

Notwendige Neuorientierung der Altenpflege

Von der »aktivierenden Pflege« zum gesundheitsbezogenen Alltagsmanagement

Definition professioneller Pflege

Die US-amerikanische Pflegevereinigung ANA definiert professionelle Pflege als »Diagnostik und Behandlung menschlicher Reaktionen auf aktuelle oder potenzielle Gesundheitsprobleme« (ANA 1980). Diese etwas spröde klingende Definition enthält beim genaueren Hinsehen eine sehr schöne Beschreibung dessen, was professionelle Pflege ist und was sie kann. Zunächst hebt die Definition Pflegefachpersonen auf die Ebene der Medizin, indem sie die Begriffe Diagnostik und Behandlung verwendet. Allerdings geht es in der Pflege nicht um das Erkennen und Behandeln von Krankheiten. Das ist Aufgabe des Arztes. Es geht vielmehr darum zu erkennen, welche Reaktionen die Erkrankung bei der betroffenen Person hervorruft und wie sie sich auf den Alltag auswirkt. Bei einem Schlaganfall können dies unterschiedliche körperliche Reaktionen sein, wie Lähmungen oder der Verlust der Sprache. Hinzu kommen jedoch grundsätzlich auch psychische Reaktionen und soziale Folgen. Das Erkennen dieser Reaktionen erfordert neben Empathie und kommunikativer Kompetenz eine sehr genaue pflegerische Diagnostik. Für ihre Behandlung ist nicht nur eine umfassende Kenntnis der Erkrankung und ihrer Folgen nötig, sondern auch das Wissen um geeignete Maßnahmen und die Fähigkeit, diese anzuwenden, um für die und mit der betroffenen Person das bestmögliche Ergebnis erzielen zu können.

Gesundheit und Selbständigkeit als Kernaufgabe

Die besondere Qualifikation professionell Pflegender liegt in der Verbindung aus Gesundheitskompetenz und dem Auftrag, Menschen vor dem Hintergrund ihrer speziellen Erkrankungen und Einschränkungen bei der Bewältigung ihres Lebensalltags zu begleiten und zu unterstützen. Professionelle (Alten-)Pflege hebt sich von Sozialarbeit oder »Alltagsbegleitern« ab durch ihre Gesundheitskompetenz und von den medizinischen und therapeutischen Berufen durch ihre Alltags- und Sozialkompetenz. Professionelle Pflege ist immer gesundheits- und alltagsorientiert, weil sich die Folgen gesundheitlicher Probleme immer im Alltag und der Einschränkung alltäglicher Kompetenzen zeigen. So verstanden kommt einer professionalisierten Pflege in stationären Einrichtungen die Rolle eines gesundheitsbezogenen Alltagsmanagements zu.

Die Rolle der Pflegewissenschaft

Konkret bedeutet das, dass sich der Aufgabenschwerpunkt von Pflegefachpersonen im Wandel befindet. Dieser Prozess hat bereits im Jahr 2000 begonnen, angestoßen durch die Entwicklung der Expertenstandards. Neben die körperbezogenen Tätigkeiten treten seitdem zunehmend Tätigkeiten aus dem Bereich der Beratung, Befähigung, Vernetzung und des Fallmanagements. Damit wandelt sich Pflege von einem sehr praktischen Beruf zu einem Beruf, der zunehmend theoretische, kommunikative und organisatorische Kenntnisse und Fertigkeiten erfordert, die immer häufiger über den Weg eines Studiums erworben werden.

Die akademische Ausbildung von Pflegefachpersonen ist darüber hinaus eine wesentliche Voraussetzung für die Übersetzung wissenschaftlicher Leitlinien in die Pflegepraxis. Richtig verstanden und umgesetzt sind wissenschaftliche Konzepte wie Expertenstandards in stationären Pflegeeinrichtungen Fortschritts- und Qualitätsmotoren. Qualitätsinstrumente wie Expertenstandards erfüllen eine wichtige Funktion. Sie geben Pflegenden Maßnahmen an die Hand, deren Wirksamkeit bei bestimmten Problemen wissenschaftlich erwiesen ist. Ziel- und Ergebnisorientierung in der Pflege wird erst wirklich möglich, wenn Pflegende wissen, was sie erreichen können – beispielsweise die Vermeidung eines Druckgeschwürs – und was nicht.

Vom Pflegeempfänger zum Experten in eigener Sache

Eine wichtige Folge der Ergebnisorientierung ist, dass Bewohner von Pflegeeinrichtungen von Pflegeempfängern zu eigenständigen Akteuren werden, wenn es darum geht, das pflegerische Angebot zu entwickeln. Komplexe pflegerische Phänomene wie etwa Schmerzen sind hoch individuell und erfordern von der Pflege eine Herangehensweise, die sich an der jeweiligen Person orientiert. Die Informationen, die hier benötigt werden, bekommt man im Allgemeinen nur, indem man die betroffene Person dazu befragt. Die pflegerische Informationssammlung und die Planung der Pflege kann sinnvollerweise nicht mehr ohne die betreffende Person erfolgen.

5.1.3 Autonomie

Hr. Schick: »Man muss sich hier ja an gewisse Ordnungen halten.«

Fr. Stark: »Ich will schon selber entscheiden!«

Autonomie ist ein zentraler Aspekt für das Wohlbefinden von Menschen. Deshalb wird der Begriff Autonomie an dieser Stelle vorgestellt. Zunächst möchte ich einige Aspekte des Begriffs kurz beleuchten. Das Wort selbst kommt aus dem Griechischen. Es setzt sich zusammen aus den beiden Wörtern »autos« (= »selbst«) und »nomos«, was so viel bedeutet wie »Gesetz«. Autonomie könnte man also salopp übersetzen mit »sein eigener Herr sein«. Autonomie ist verbunden mit Werten wie individuelle Freiheit, Privatheit, Wahlfreiheit. Sie beinhaltet Unabhängigkeit und, die Regeln für das eigene Leben selbst bestimmen zu können. Autonomie bedeutet zudem die Möglichkeit, eigene, von außen unbeeinflusste Entscheidungen treffen – und diese auch realisieren zu können.

Was bedeutet Autonomie?

Mit dem Verlust körperlicher und insbesondere geistiger Funktionen geht die Bedrohung einher, die Autonomie zu verlieren. Frau Stark erklärt im Interview, dass ihr Sohn sich um finanzielle Angelegenheiten kümmert, betont aber sofort, wie wichtig es ihr ist, selbst zu entscheiden. Das Beispiel macht deutlich, dass der Verlust körperlicher Selbständigkeit nicht zwingend mit dem Verlust von Autonomie verbunden sein muss. Alte Menschen können Dinge des Alltags delegieren. Sie behalten dann faktisch die Kontrolle über ihr Leben, auch wenn sie in ihrer Selbständigkeit eingeschränkt sind.

Die »totale Institution«

Wenn individuelle
Bedürfnisse auf
organisatorische
Erfordernisse treffen

Um zu verdeutlichen, warum das individuelle Gut Autonomie gerade in Pflegeeinrichtungen bedroht ist und besonders geschützt werden muss, möchte ich kurz auf den Begriff der totalen Institution eingehen. Der Begriff wurde von dem Soziologen Goffman in der Mitte des letzten Jahrhunderts geprägt. Er war auch für die Entwicklung der Pflegeheime in der Bundesrepublik in den letzten Jahrzehnten bedeutsam. Das wesentliche Merkmal totaler Institutionen sieht Goffman in der Aufhebung der Schranken, die die drei zentralen Lebensbereiche Arbeiten, Schlafen und Freizeit normalerweise trennen: Innerhalb totaler Institutionen finden alle Angelegenheiten des Lebens an ein und demselben Ort statt. Das Wesen totaler Institutionen liegt Goffman zufolge in der Handhabung einer Reihe von menschlichen Bedürfnissen durch die bürokratische Organisation ganzer Gruppen von Menschen.

Das Bild der totalen Institution ist auf moderne Pflegeheime sicherlich nur noch sehr begrenzt anzuwenden. Dennoch finden sich, je nach Qualität der Einrichtung und in unterschiedlichen Ausprägungen, noch immer Merkmale von totalen Institutionen auch in modernen Pflegeeinrichtungen. Dies wird einerseits begünstigt durch die rationelle Organisation von Institutionen. Wo viele Menschen an einem Ort versorgt werden, wird es immer Konflikte zwischen individuellen Bedürfnissen und organisatorischen Erfordernissen geben. In Pflegeeinrichtungen gilt dies umso mehr, als, bedingt durch den Grad an Einschränkungen der Bewohner, ein strukturelles Machtgefälle zwischen Personal und Bewohnern herrscht.

Gefühle von Ohnmacht

Auch in modernen Pflegeeinrichtungen kann ein Missverhältnis bestehen zwischen dem Ziel einer Einrichtung, pflegebedürftigen Menschen einen Wohn- und Lebensort zu bieten, und ihrer Funktion, der möglichst rationellen Verwaltung unterschiedlicher Aufgaben. Die vorgegebenen Leitbilder der aktivierenden und individualisierten Pflege stehen nicht selten im Gegensatz zu den angestrebten Heimrealitäten. Ist die Einrichtung mehr an der Verwaltung der individuellen Bewohnerbedürfnisse interessiert als an deren Befriedigung, besteht die Gefahr, dass Bewohner zu Objekten werden. Sie gelten dann als »Pflegefälle« und werden wie »Dienstleistungsobjekte« betrachtet und behandelt. Darüber hinaus können aus der Diskrepanz zwischen Ziel und Funktion Kontroll- und Reglementierungsmaßnahmen erwachsen und zum Teil unwürdige Ausmaße annehmen. Diese werden zwar mit Verweis auf die Sicherheit des Bewohners durchgesetzt, dienen aber eher dem reibungslosen Funktionieren der Institution. Dies ist beispielsweise dann der Fall, wenn Pflegeheimbewohner mit Verweis auf den Wert der Gemeinschaft dazu gedrängt werden, ihre Mahlzeiten nicht in ihrem Zimmer einzunehmen, sondern in den Gemeinschaftsräumen.

Die Gerontologin Entzian weist darauf hin, dass die Ideologie heutiger Pflegetheorien zwar eine Gleichwertigkeit der Partner implizierte, in der Realität der Pflege jedoch ungleiche Machtverhältnisse zwischen Bewohnerinnen und Pflegepersonal herrschten. Ursula Koch-Straube spricht in diesem Zusammenhang sogar von »Späterziehung« oder »Nacherziehung« der alten Menschen. In ihrer Studie »Fremde Welt Pflegeheim« beschreibt sie das Leben in einem Pflegeheim aus ethnografischer Sicht. Sie schreibt:

> »Traditionelle Erziehungsmethoden, wie sie in den alten Anstalten (…) praktiziert wurden (…), sind – auch in der Altenpflege – weitgehend von eher sanften Methoden, die auf die Seele wirken (psychischer Anpassungsdruck, Liebesentzug, Vergabe von Psychopharmaka), abgelöst worden. Ein in der Regel freundlicher Umgangston und eine fachgerechte Behandlungsweise einerseits und eine ansprechend gestaltete Umgebung andererseits (…) verschleiern jedoch die realen Machtverhältnisse und verhindern nicht das Gefühl von Ohnmacht bei den alten Menschen.« (Koch-Straube 1997, S. 192 f.)

Selbstbestimmung über den Tagesablauf

Wenden wir uns wieder dem Begriff Autonomie zu. Ein Aspekt von Autonomie ist die Selbstbestimmung über den eigenen Tagesablauf. Der Pflegealltag unterliegt dem Diktat der knappen Zeit. Auf Seiten des Pflegepersonals ist Zeitknappheit allgegenwärtig und führt zu Strukturierungszwängen und Prioritätenbildung. In der Folge wird Pflegezeit vor allem zur Körperbewirtschaftungszeit. Diese ist die im Pflegeheim dominierende

Der Körper steht im Mittelpunkt des Zeitmanagements

> »körperorientierte Zeit – Essenszeit, Ausscheidungszeit, Säuberungszeit, Behandlungszeit. Sie ist die Primärzeit, die sich der Vorstellung verdankt, der Körper und seine Versorgung seien das Vordringliche und erst danach und in den Zwischenzeiten dieser Primärzeit könne man dann leben.« (Fuchs und Mussmann 2002, S. 161)

Die Beschränkungen in der Verfügung über die eigene Zeit werden von Bewohnerinnen als Einschnitte in die eigene Autonomie erlebt. Sie verfügen nicht, sondern sind verfügbar. Eine Bewohnerin in der Untersuchung »Autonomie im Alter« beschreibt, dass sie sich in der Regel über einen längeren Zeitraum zur Verfügung halten muss, bis das Mittagessen eintrifft. Aber auch das Warten auf die Pflegekraft am Morgen oder gar, vor der gewohnten Zeit aufstehen zu sollen, führt dazu, dass Bewohnerinnen das Empfinden haben, über sie werde verfügt. Dies kommt ebenfalls in der Studie »Autonomie im Alter« zum Ausdruck: Zwei befragte Bewohnerinnen geben an, nicht genau zu wissen, wann das Pflegepersonal morgens zum Waschen käme. Über einen Menschen verfügen ist jedoch Ausdruck einer ungleichen Machtverteilung. Damit verbunden sind Rollenverlust und ein Minimum an privater Kontrolle. Hinzu kommt, dass die alten Menschen den Zeitdruck, unter dem das Pflegepersonal steht, wahrnehmen. Die Reaktionen sind in der Regel verständnisvoll, das Pflegepersonal wird von Bewohnerinnen mit Verweis auf die Zeitknappheit in Schutz genommen.

> *Fr. Weltfreund:* »Also, dass nicht so viel Stress ist. (…) Manchmal sind nur zwei Pflegekräfte da, und es sind ja sehr viele Zimmer. Und wissen Sie, die müssen dann auch noch die Küche machen, das Mittagessen auftragen und alles.«

Termine zu haben, verleiht Bedeutung

Zur Selbstbestimmung über den Tagesablauf zählt weiterhin, dass es etwas gibt, worüber sich bestimmen lässt. Es ist ein Kennzeichen guter Pflegeeinrichtungen, dass in der Zeit, die nicht mit pflegerischen Maßnahmen oder Mahlzeiten besetzt ist, ein Angebot unterschiedlicher Beschäftigungen besteht. Wenn solche Angebote nicht zur Verfügung stehen, erleben Bewohner das Gefühl von Sinnlosigkeit. Souverän über sinnvoll gefüllte Zeit zu sein, stärkt dagegen das Gefühl von Sinn und Selbstwert der alten Menschen.

> *Fr. Stark:* »Mein Kalender ist voll Sachen. Heute früh war ich zur Fußpflege, morgen ist Speiseplanbesprechung, am Mittwoch ist Heimbeiratsbesprechung.«

Ein voller Terminkalender ist ein Sinnbild für die Herrschaft über die eigene Zeit. Termine zu haben, verleiht dem Leben und der eigenen Person Bedeutung. Ausdruck von Souveränität über die eigene Zeit ist auch die Abwägung zwischen unterschiedlichen Terminen.

> *Fr. Stark:* »Ich würde jetzt zum Beispiel rausgehen, aber wir sitzen jetzt hier zusammen. Das ist mir auch wichtig für Sie.«

Das Ausmaß an Souveränität über die eigene Zeit kommt auch durch eine kleine Panne in der Terminierung eines Interviews zutage. Der Interviewtermin bei Frau Tätig kollidierte mit dem für sie wichtigen Kuchenbacken:

> *Fr. Tätig:* »Die haben heute Kuchen gebacken. Die sind schon zugange.«

> *Interviewerin:* »Und störe ich Sie jetzt gerade?«

> *Fr. Tätig:* »Ja.«

Glücklicherweise war das Interview zu diesem Zeitpunkt beinahe zu Ende, und Frau Tätig konnte nach einem zügigen Abschluss noch an dem Termin teilnehmen. Bedeutsam ist, dass Frau Tätig sich durchaus als Herrin über ihre Zeit versteht und ihre Prioritäten auch geltend macht.

Entscheidungsspielräume

Hoher Informationsgrad und geringe Entscheidungsspielräume

Wenn Autonomie darin liegt, selbständige Entscheidungen treffen zu können, bedeutet dies, wie oben bereits angedeutet, dass einerseits Alternativen bestehen, und dass andererseits die bestehenden Alternativen den Bewohnern bekannt sind. Die Studie »Autonomie im Alter« untersucht, wie Bewohnerinnen von Pflegeheimen ihre Autonomie bezogen auf Entscheidungsspielräume in ihrer Alltagsgestaltung erleben. Die untersuchten Entscheidungsspielräume bezogen sich auf die Dimensionen

- Körperpflege,
- Ernährung,
- Freizeit,
- Wohnen.

Diese Dimensionen wurden im Hinblick auf die Kategorien

- Informationsgrad,
- Entscheidungsspielraum und
- emotionale Tönung

hin untersucht. Die Forscher kamen zu dem Ergebnis, dass der Grad an Informiertheit durch die Bewohnerinnen in den Dimensionen Wohnen und Freizeit als relativ hoch eingeschätzt wurde. In den Dimensionen Ernährung und Körperpflege war dies nicht der Fall. Diese Einschätzungen bezogen sich vorrangig auf die Information darüber, wann die Pflegekraft und welche Pflegekraft zur morgendlichen Körperpflege kommt.

Die Auswertung der Kategorie Entscheidungsspielräume ergab eine positive Bewertung in der Dimension Freizeit. In den anderen drei Dimensionen wurden Entscheidungsspielräume durch die Bewohnerinnen als eher gering bewertet. Dies wurde besonders deutlich in der Kategorie Körperpflege: So gab eine Bewohnerin an, es gebe keine Möglichkeit zu entscheiden, welche Pflegeperson zur morgendlichen Pflege kommen würde. Die Ergebnisse der Untersuchung können dahingehend zusammengefasst werden, dass einem hohen Informationsgrad der Bewohnerinnen geringe Entscheidungsspielräume gegenüberstehen.

Zu ähnlichen Ergebnissen kommt die Studie »Autonomie, Privatheit und die Umsetzung des Prinzips der ›informierten Zustimmung‹ im Zusammenhang mit pflegerischen Interventionen aus der Perspektive des älteren Menschen«. Die Fragestellung der Studie bezog sich auf die Berücksichtigung

Starre Organisationsabläufe schränken Entscheidungsspielräume ein

- der Autonomie,
- des Prinzips der »informierten Zustimmung« und
- der Privatheit

des pflegebedürftigen Menschen während der institutionellen Betreuung. Die Forscher kamen zu dem Ergebnis, dass die Teilnehmer in geringem Maß über die Behandlungs- und Pflegemaßnahmen informiert wurden und selbständige Entscheidungen treffen konnten. Der Grad an Informiertheit nahm mit zunehmendem Alter ab, der Grad an Entscheidungsspielräumen in Abhängigkeit von der Hilfebedürftigkeit. So konnten Patienten zwar darüber entscheiden, was sie essen wollten, hatten jedoch keinen Einfluss auf die Essenszeiten. Die Mehrzahl der Personen wurde nicht über Maßnahmen zur Körperpflege informiert. Ihre Privatheit fühlten die Teilnehmer in Mehrbettzimmern, in Ankleidesituationen oder bei der Verrichtung von Ausscheidungen im Beisein anderer nicht berücksichtigt.

Die Ursachen für den geringen Grad an Information und Entscheidungsspielräumen sehen die Autoren der beiden Studien in festgelegten Organisationsstrukturen der Einrichtungen einerseits. Andererseits identifizieren die Forscher die Einstellungen von Pflegepersonen als Ursache für die geringen Entscheidungsspielräume: Wenn Pflegende von älteren Menschen wenig Selbständigkeit und Selbstbestimmung erwarten, bestehe auch keine Notwendigkeit, sie an Entscheidungen im Hinblick auf pflegerische Maßnahmen zu beteiligen. Neben einer Flexibilisierung der organisatorischen Strukturen kommt daher den Pflegekräften eine zentrale Rolle im Hinblick auf die Autonomie von Bewohnern zu. So ergab eine Studie, dass der Ausbildungsstand der Pflegekräfte von großer Bedeutung für die Autonomie von Heimbewohnern ist. Es stellte sich heraus, dass Hilfskräfte weniger in der Lage sind, die Autonomie von Patienten zu respektieren.

Die Logik der Verrichtung

Reinlichkeitsrituale

Angehende Altenpflegerinnen und Altenpfleger lernen zu Beginn ihrer Ausbildung über mehrere Wochen, wie man pflegebedürftige Personen »richtig« wäscht. Dabei spielen durchaus Krankheitsbilder und die Bedeutung persönlicher Gewohnheiten und Vorlieben eine Rolle. In der Umsetzung geht es dann jedoch häufig um eine standardisierte Form der Körperpflege, um die exakte Einhaltung genau festgelegter Handgriffe. Diese Pflege »nach Standard« gilt auch heute noch vielfach als unverzichtbar. Es gibt eine exakte Liste mit Arbeitsmaterialien und der Reihenfolge ihrer Anwendung. Der Ablauf wird aufgeschrieben und von den Auszubildenden auswendig gelernt. Abweichungen von der standardisierten Vorgehensweise müssen in der praktischen Prüfung von der Auszubildenden begründet werden, andernfalls werden sie mit einem Abzug in der Benotung geahndet. Diese Körperpflegerituale werden von den Auszubildenden mit großem Ernst einstudiert und von den Anleitern in den auszubildenden Einrichtungen mit ebensolchem Ernst geschult. Das allmorgendliche Waschen, das jeder Mensch Zeit seines Lebens irgendwie durchführt, meist ohne größere Gedanken daran zu verschwenden, wird strikt »professionalisiert«. Es muss mühsam erlernt werden und steckt voller möglicher Fehlerquellen. Natürlich kann man eine Körperpflege professionell durchführen. Allerdings sollte Professionalität in der Pflege nicht als Abarbeiten einer Checkliste verstanden werden. Die Professionalität in der Körperpflege besteht genau im Gegenteil darin, sie an den Bedürfnissen und dem Bedarf der pflegebedürftigen Person auszurichten. Denn natürlich wird eine professionelle Pflegekraft eine demenziell erkrankte Person auf eine völlig andere Weise in der Körperpflege unterstützen als einen Schlaganfallpatienten. Körperpflege lässt sich ebenso wenig standardisieren wie jede andere Tätigkeit aus dem Bereich der sogenannten »Grundpflege«.

Dieser kleine Ausflug in die Altenpflegeausbildung im Jahr 2014 macht deutlich, wie subtil falsch verstandene Fachlichkeit die Autonomie pflegebedürftiger Menschen beschneiden kann. Doch es geht nicht nur um die Standardisierung pflegerischer Unterstützungsleistungen. Es geht auch um die Durchsetzung institutioneller Reinlichkeitsstandards. Körperpflege besitzt in Pflegeeinrichtungen naturgemäß einen hohen Stellenwert. Stellt sie doch eine alltägliche Verrichtung dar, bei der die meisten Menschen, die in einer Pflegeeinrichtung leben, Unterstützung benötigen. Allerdings wird die Qualität der Pflege oder die Tauglichkeit einer Pflegeperson auch heute noch mitunter an der »Sauberkeit« der Bewohner gemessen, gibt es auch heute noch institutionelle Rituale wie das allwöchentliche Duschen.

Die starke Betonung der Körperpflege erklärt sich teilweise dadurch, dass Pflege in der Bundesrepublik sich an Verrichtungen orientiert. Diese Verrichtungslogik der Pflege führt dazu, dass lediglich das Tun am Bewohner in Form von Verrichtungen aus der Grund- und Behandlungspflege als Leistung und damit als Arbeit angesehen wird. Auch den Pflegenden selbst fällt es oft nicht leicht, ein Gespräch, einen Spaziergang oder eine seelische Unterstützung in schwierigen Momenten als Arbeit aufzufassen. Nicht selten sind solche Tätigkeiten begleitet von dem unangenehmen Gefühl, »nichts Rechtes zu tun«. Dabei werden genau diese Angebote von den Bewohnerinnen und Bewohnern von Pflegeeinrichtungen als besonders wertvoll erlebt.

Aus der professionellen Perspektive stellen die alltäglichen Verrichtungen, obwohl sie viel Zeit in Anspruch nehmen, nur einen kleinen Ausschnitt aus dem Spektrum von Pflege dar und sind nicht der Gradmesser für Pflegequalität. Die Frage, ob eine pflegebedürftige Person zwischen den Zehen sauber ist oder ob das Gesicht mit dem gelben Waschlappen gewaschen wurde, hat nichts zu tun mit Pflegequalität. Pflegequalität entsteht, wenn mit einer Bewohnerin gemeinsam definierte Ziele durch die Anwendung gemeinsam abgestimmter und geeigneter Maßnahmen erreicht wurden. Pflegequalität entsteht aus der Qualität der Interaktion zwischen Pflegeperson und Bewohnerin. Die Maßnahmen stellen dabei nur zielgerichtete Schritte in einem individuellen Plan dar. Sie orientieren sich immer an individuellen Werten, Bedürfnissen, Kompetenzen, Einschränkungen und Zielen und dem zugrunde liegenden Krankheitsbild.

Es sind jedoch die alltäglichen Verrichtungen, die pflegebedürftigen Personen den Anspruch auf Pflegeleistungen und ihre Höhe erschließen und die somit für Heime die Währung darstellen, aus der sich die Anzahl der Pflegekräfte errechnet. Pflege als interpersonale Dienstleistung ist ihrem Wesen nach unsichtbar und schwer zu fassen. Verrichtungen lassen sich in der Logik der Pflegeversicherung objektivieren und quantifizieren. Der Zeitkorridor für eine Körperpflege liegt bei etwa 20 bis 30 Minuten. Die Einzeltätigkeiten, aus denen die Leistung besteht, können exakt katalogisiert werden. Unter anderem aus diesem Grund sind stationäre Einrichtungen gehalten, sämtliche einzelnen Verrichtungen, die im Laufe einer Schicht an einer Person vorgenommen wurden, zu dokumentieren. Ein Verfahren, das vollkommen sinnfrei ist, da Einzelverrichtungen im stationären Sektor nicht die Grundlage für die Abrechnung mit den Pflegekassen darstellen, sondern Tagessätze vergütet werden. Offenbar soll diese unsinnige Dokumentationspflicht wohl im Zuge der »Entbürokratisierung« abgeschafft werden. Allerdings scheint die Macht der Verrichtungslogik so stark zu sein, dass Pflegeeinrichtungen sich immer noch in der Nachweispflicht sehen und die alten Standards bereits wieder hervorholen, die auflisten, aus welchen Handgriffen sich die Leistung Körperpflege zusammensetzt.

Autonomie entsteht aber dann, wenn Bewohnerinnen und Bewohner von Pflegeeinrichtungen zum Akteur im Pflegeprozess werden. Eine verrichtungsorientierte Pflege, die sich an standardisierten Abläufen orientiert, läuft Gefahr, die pflegebedürftige Person zum Objekt zu degradieren.

5.1.4 Kontrolle

Kontrolle als Voraussetzung für Lebensqualität

Eng verwandt mit dem Begriff Autonomie ist der Begriff Kontrolle. Die Abgrenzung der beiden Begriffe voneinander ist nicht ganz einfach. Man könnte vielleicht sagen, dass sich Autonomie eher auf selbst gesteuertes Handeln bezieht, während mit Kontrolle eher ein inneres Empfinden oder Erleben angesprochen wird. Dieses Erleben bezieht sich ganz konkret auf die Erfahrung und, ausgehend davon, die Überzeugung, dass das eigene Verhalten Reaktionen in der Umwelt hervorrufen kann. Kontrolle ist somit eine Voraussetzung für autonomes Handeln und wird dadurch zu einem zentralen Bestandteil von Lebensqualität. Das Gefühl, Kontrolle zu haben, ist von besonderer Bedeutung für das subjektive Wohlbefinden. Starke Kontrollüberzeugungen und das Gefühl von Selbstwirksamkeit wirken sich positiv auf Lebensqualität und Gesundheit aus. Geht die Kontrolle hingegen verloren, reagieren Menschen und auch Tiere mit Depression. Alte und pflegebedürftige Menschen sind im Hinblick auf Kontrollverlust besonders gefährdet. Interessant ist in diesem Zusammenhang die Häufigkeit von Depressionen im Pflegeheim, die bei 35–42 % liegt. Der Verlust der Einflussmöglichkeiten kann für die Betroffenen so unerträglich sein, dass sie ohne erkennbare physische Ursache sterben. Der psychosomatische Tod ist sicherlich die dramatischste Folge von Kontrollverlust. In seiner sehr lesenswerten Studie »Erlernte Hilflosigkeit« stellt der Psychologe Martin Seligmann die Zusammenhänge zwischen Kontrollverlust und dem Verlust der Lebensqualität eindrücklich dar.

Hilflosigkeit untergräbt die Motivation, Reaktionen auszuführen

Das Bedürfnis, Ereignisse in ihrer Umgebung zu kontrollieren, ist nicht nur bei Menschen stark ausgeprägt, sondern auch bei Tieren. Der Trieb zur Kontrolle kann bei wilden Tieren sogar stärker sein als das Bedürfnis nach Nahrung oder Wasser. So verwendeten gefangene Weißfußmäuse in einem Forschungslabor übermäßig viel Zeit darauf, sich gegen Manipulationen der Forscher zu wehren. Wenn der Forscher das Licht einschaltete, verbrachte die Maus viel Zeit damit, die Lichter wieder zu löschen, machte der Forscher die Lichter aus, schaltete die Maus sie wieder an (vgl. Seligmann 1999, S. 52).

Seligmann erforschte in den 60er und 70er Jahren des letzten Jahrhunderts das Phänomen Hilflosigkeit in einer Reihe von Experimenten. Als Psychologe vertrat er die Hypothese, dass Ereignisse, die sich durch keinerlei willentliche Reaktionen beeinflussen lassen, die Motivation und Lernfähigkeit untergraben, zu Angst und später zu Depression führen können. Seine Hypothese untersuchte er an Hunden. Im Rahmen mehrerer Experimente setzte er die Tiere zunächst unkontrollierbaren Stromschlägen aus. Er lehrte sie, hilflos zu sein. In einem nächsten Schritt setzte er sie in einen Versuchskäfig, der durch eine überspringbare Barriere in zwei Hälften geteilt war und dessen Boden unter Strom gesetzt werden konnte. Um den Stromschlag zu vermeiden, mussten die Hunde über die Barriere in die andere Käfighälfte springen. Da beide Käfighälften elektrisch aufgeladen werden konnte, gab es in dem Käfig keinen sicheren Ort. Der Sprung über die Barriere führte jedoch immer zum Aussetzen des Elektroschocks. Die Verabreichung der Stromschläge wurde durch ein akustisches Signal angekündigt, sodass die Hunde zehn Sekunden Zeit hatten, um den Stromschlag zu vermeiden.

Die Reaktion der Versuchstiere auf diese Prozedur war gemischt. Seligmann beobachtete, dass sich etwa zwei Drittel der zuvor hilflos gemachten Hunde hilflos verhielten: Die Hunde lernten nicht, dem Schock auszuweichen. Einige von ihnen legten sich auf den Käfigboden und ließen die Schocks ohne Reaktionen über sich ergehen. Auch außerhalb des Versuchssettings verhielten sich die hilflos gewordenen Hunde passiv und ließen willfährig alles mit sich machen. Teilweise hörten sie auf, Futter und Wasser zu sich zu nehmen. Sie scheinen gelernt zu haben, dass sie nichts tun können, um das was ihnen widerfuhr, beeinflussen zu können. Einige dieser Hunde starben ohne erkennbaren Grund.

Tiere können sterben, wenn sie erkennen, dass sie hilflos sind. Für Menschen gilt dies ebenso. Die dramatischste Folge von Hilflosigkeit ist der psychosomatische Tod. Es gibt unterschiedliche Studien, die eine höhere Sterblichkeit von Heimbewohnern nachweisen. Sehr bekannt wurde eine Studie unter betagten US-Bürgern. Die Untersuchung ergab, dass bei Pflegeheimbewohnern die Sterblichkeit um etwa 50 % über der Sterblichkeit von Älteren liegt, die nicht im Pflegeheim leben. Eine schlechtere physische Verfassung innerhalb der Gruppe, die im Pflegeheim lebte, konnte aufgrund umfassender Datenerhebung ausgeschlossen werden. 1962 machte ein Forscher in den Vereinigten Staaten eine wichtige Entdeckung. Der Forscher befragte bei der Heimaufnahme die Betroffenen (55 Frauen), wie frei sie in ihrer Entscheidung, ins Heim zu gehen, gewesen wären, ob sie auch noch andere Alternativen gehabt hätten und wie viel Druck von den Angehörigen gekommen sei. 17 Frauen äußerten, sie hätten keine andere Alternative gehabt, von diesen Frauen starben 8 vier Wochen nach Heimeinzug, zehn Wochen später waren bereits 16 gestorben. Von den 38 Frauen, die zu Beginn erklärt hatten, es hätte noch andere Alternativen gegeben, starb in der Anfangsphase nur eine.

Der Umzug ins Heim, die Aufgabe der eigenen Wohnung, der Verlust des bisherigen Lebensvollzugs stellen besondere Belastungen für die Menschen dar. Hinzu kommt, dass die Entscheidung zum Heimeinzug oft nicht autonom erfolgt. Dies ist bei etwa 60 % der Fall. Oft kommen alte Menschen direkt aus dem Krankenhaus in ein Heim. Die Betroffenen haben dabei keine Wahl: Ärzte und Angehörige oder Sozialarbeiter treffen die Entscheidungen. Die Auflösung der Wohnung, Umzug, Heimplatzsuche, das alles wird für sie organisiert, und die Betroffenen selbst sind kaum beteiligt. Neben dem Verlust ihres gewohnten Lebens und ihrer vertrauten

Hilflosigkeit und psychosomatischer Tod

Umgebung erleben die alten Menschen den totalen Verlust der Kontrolle über ihr Leben.

Kontrolle während des Heimaufenthalts

Eine sehr bekannte Studie von Langer und Rodin untersuchte die Bedeutung von Kontrolle für Bewohner von Pflegeheimen während der Zeit ihres Aufenthalts in der Einrichtung. Bewohnerinnen eines Pflegeheims erhielten unterschiedliche Kontrollmöglichkeiten. Die Gruppe mit großer Kontrolle bewohnte ein Stockwerk, die Kontrollgruppe mit wenig Kontrolle ein anderes Stockwerk innerhalb der Einrichtung. Zu Beginn der Untersuchung hielt der Heimleiter vor jeder Gruppe eine Rede. Die Gruppe mit viel Kontrollmöglichkeiten wurde im Rahmen dieser Rede vom Heimleiter besonders ermutigt, ihr Leben autonom und selbständig zu gestalten. Sie sollten sich um ihre persönlichen Belange kümmern, das Haus aktiv gestalten und ihre Zimmer nach ihrem eigenen Geschmack einrichten, ihre Freizeit nach Belieben verbringen und einfach ihr Leben so verbringen, wie es ihnen beliebe.

Neben der Aufforderung, ihr Leben nach ihren eigenen Vorstellungen möglichst autonom zu gestalten, konnte sich jeder Bewohner aus dieser Gruppe eine Zimmerpflanze aussuchen, deren Pflege er übernehmen konnte.

Der Kontrollgruppe wurde in einer anderen Rede mitgeteilt, dass das Personal sich um alle Belange des Lebens kümmern werde. Die Verantwortung für das Wohlergehen der Bewohner liege ganz auf Seiten des Personals. Zudem wurde den Bewohnern eine Pflanze in ihr Zimmer gestellt mit dem Hinweis, dass das Personal sich um die Pflanze kümmern werde. Ein halbes Jahr darauf waren 30 Personen aus der Gruppe mit wenig Kontrollmöglichkeiten gestorben. Aus der Vergleichsgruppe nur 15. Ein Nachfolgeexperiment bestätigte die Bedeutung von Kontrolle für Altenheimbewohner: In dieser Studie wurden Studenten dafür bezahlt, dass sie Altenheimbewohner besuchten. Bewohner in der Gruppe mit großen Kontrollmöglichkeiten konnten Dauer und Zeitpunkt der Besuche selbst bestimmen. Diese Möglichkeit hatten Bewohner aus der Gruppe mit geringer Kontrolle nicht. Nach zwei Monaten zeigte sich, dass die Bewohner in der Gruppe mit viel Kontrolle zufriedener, aktiver und gesünder waren als die Bewohner aus der Gruppe mit weniger Kontrolle. Außerdem nahmen sie weniger Medikamente ein. Leider nahm das Experiment einen tragischen Ausgang. Die Studenten setzten ihre Besuche nach Abschluss der Studie nicht weiter fort. Mehrere Monate später erfuhren die Wissenschaftler, dass eine unverhältnismäßig große Zahl an Bewohnern aus der Gruppe mit großer Kontrolle gestorben war. Kontrolle ausüben zu können hat anscheinend eine positive Auswirkung auf Gesundheit und Wohlbefinden, aber Kontrolle zu verlieren kann schlimmer sein, als niemals welche gehabt zu haben.

Hilflosigkeit kann bewältigt werden

Unsere Interviewpartnerin Frau Weltfreund beschreibt die Umstände ihres Heimeinzugs als traumatisch. An den Interviewpassagen wird deutlich, dass sie in der Situation des Heimeinzugs wenig Kontrolle über das Geschehen hatte:

Fr. Weltfreund: »Ich habe nur zwei Taschen gehabt und sonst eigentlich nichts. Was ich da so reingepackt habe, halt Wäsche, was man braucht, Morgenrock, Hausschuhe …«

Allerdings ist Frau Weltfreund nicht hilflos geworden. Im Gegenteil: Nachdem sie sich in der ersten Einrichtung nicht wohl gefühlt hatte, erwirkte sie den Umzug in eine andere, unsere teilnehmende Einrichtung. Diesmal hatte Frau Weltfreund die Kontrolle über das Geschehen. Auf ähnliche Weise gelang es Frau Weltfreund später, ein Einzelzimmer zu bekommen. Seligman beschreibt in seinem Standardwerk »Erlernte Hilflosigkeit«, dass die Unkontrollierbarkeit von Ereignissen nicht zwingend zu Hilflosigkeit führt. Auch kann Hilflosigkeit, da sie eine erlernte Reaktion darstellt, wieder »verlernt« beziehungsweise überwunden werden.

Wenn eine Person immer wieder die Erfahrung macht, dass sie Reaktionen kontrollieren kann, so wird sie eine gewisse Immunität gegen Hilflosigkeit entwickeln. Andererseits sind geringe Kontrollmöglichkeiten in der frühen Kindheit oder das Erleben unkontrollierbarer traumatischer Erfahrungen mit einem erhöhten Risiko für Hilflosigkeit verbunden. Seligmann spricht in diesem Zusammenhang von einer »Immunisierung«. So blieben hilflose Reaktionen bei Hunden aus oder stellten sich verzögert ein, die im Vorfeld kontrollierbaren Stromschlägen ausgesetzt waren. Ebenso konnten hilflose Hunde wieder lernen, sich zu helfen.

Eine weitere Möglichkeit zur Behandlung von Hilflosigkeit liegt in der Bereitstellung vermeintlicher Kontrollmöglichkeiten. So wurde den Teilnehmern einer Studie, die unkontrollierbarem Lärm ausgesetzt waren, erklärt, sie könnten den Lärm durch Betätigen eines Knopfes abstellen. Obwohl kein Teilnehmer den Knopf benutzte, verringerte bereits die Möglichkeit von Kontrolle die Stressreaktionen der Teilnehmer deutlich.

5.1.5 Aktivität

Der Aktivität kommt in unserer Gesellschaft ein hoher Stellenwert zu. Aktivität bedeutet vorrangig Arbeit. In einer Arbeitsgesellschaft wie der unseren erfüllt Arbeit unterschiedlichste Funktionen. Sie ist das legitime Mittel, um über (selbstverdientes) Geld zu verfügen. Sie zeigt die Stellung innerhalb der Gesellschaft an und verleiht dem Leben Sinn und Legitimität. Sie ist Umschlagplatz sozialer Kontakte und strukturiert unsere Zeit in hohem Maße durch die Unterteilung in Arbeitszeit und Freizeit. Die Freizeit wiederum erhält ihre Legitimität und ihren Sinn erst in ihrer Differenzierung von der Arbeitszeit. In der Freizeit gehören wir uns selbst, können wir uns selbst leben. Dies ist deshalb so wertvoll, weil es zeitlich begrenzt ist. In der Antike war Arbeit etwas für Sklaven. Das lateinische Wort für Arbeit ist »labor«. »Labor« hat die beiden Bedeutungen »Arbeit« und »Leiden«. In der modernen Gesellschaft leidet, wer keine Arbeit hat. Dies belegen Zahlen zu psychischen Erkrankungen unter Arbeitslosen. Arbeit bedeutet gesellschaftliche Teilhabe. Wer nicht arbeitet, ist aus der Gesellschaft ausgeschlossen. Dies hat auch etwas mit Kontrolle zu tun.

Aktivität bedeutet jedoch nicht nur abhängige Arbeit. Seit der Antike kennen wir die Unterteilung des Lebens in die »vita activa«, das tätige Leben, und die »vita contemplativa«, das beschauliche, dem Philosophieren und Nachdenken gewidmete Leben. Im ersten geht es darum, aktiv zu gestalten und Einfluss zu nehmen, im zweiten darum, innezuhalten, Sinn zu finden. Beides ist für ein erfülltes Leben gleichermaßen wichtig. Diese Unterteilung ist auch möglich, wenn man im Arbeitsleben steht. Ein Teil des tätigen Lebens ist dann durch Erwerbsarbeit abgedeckt. Ein anderer kann durch politisches oder soziales Engagement oder die Tätigkeit in einem Verein oder auch durch Hobbys verwirklicht werden. Mit dem Ausstieg aus dem Berufsleben endet dann nicht jede Aktivität. Der Mensch steht weiterhin im Leben und empfindet Sinn und Bedeutung. In der Generation, die heute im Pflegeheim lebt, war es noch üblich, dass der Ehemann im Berufsleben stand und die Ehefrau die Familie managte. Ihr oblagen die Erziehung der Kinder und die Bewirtschaftung des Haushaltes. Frauen dieser Generation waren häufig nicht oder primär als Teilzeitbeschäftigte berufstätig.

Alle Teilnehmerinnen an unserer Untersuchung haben ein oder mehrere Kinder erzogen. Einige davon waren zudem berufstätig oder ehrenamtlich tätig. Unsere männlichen Interviewpartner waren dagegen alle berufstätig und berichten auch über ein Hobby oder eine Liebhaberei. Bei der Auswertung der Interviews fiel auf, dass die Frauen auf ein breiteres Spektrum an Aktivitäten zurückblicken als die Männer und dass auch aktuell Aktivitäten einen höheren Stellenwert für sie besitzen als für unsere männlichen Interviewpartner. Daraus kann vorsichtig geschlossen werden, dass Frauen in einem Pflegeheim leichter an gewohnte Lebensbereiche anknüpfen können, als dies bei Männern der Fall ist. Dies kann teilweise darauf zurückgeführt werden, dass sich das Beschäftigungsprogramm in Pflegeeinrichtungen eher an weiblichen Aktivitäten orientiert, wie Handarbeiten, Kochen oder Backen. Bei einem Gespräch mit einer Einrichtungsleitung wurde uns erzählt, dass sich die Herren allerdings ein anderes Beschäftigungsprogramm vorstellen als die Damen. Natürlich möchten Männer nicht unbedingt Apfelbrei kochen oder Waffeln backen. In einem der beiden Häuser gibt es deshalb ein auf männliche Heimbewohner abgestimmtes Programm.

Hr. Schick: »Die machen hier ja auch so manches, auch mit Rollstuhl. Z. B. das Volksfest. Da könnte ich ja alleine nie hin.«

Neben Volksfestbesuchen gibt es »grüne Herren«, die speziell Männer besuchen. Hinzu kommen Schachspielen, Internetcafé, Besuche in einem Automobilmuseum oder anderen Technikmuseen.

Aktivität bedeutet Wohlbefinden. Der Psychologe Csikszentmihalyi beschreibt ein Phänomen, das er *Flow* nennt. Das *Flow-Gefühl* stellt sich dann ein, wenn eine Person völlig in einer Tätigkeit aufgeht und sich darüber selbst vergisst. *Flow* entsteht an dem Punkt zwischen Überforderung und Langeweile. Menschen, die sich im *Flow* befinden, bezeichnen sich als vollkommen glücklich. Sie vergessen die Dinge um sich herum und fühlen sich sorglos. Im erfüllenden Tun können Menschen bis ins hohe Alter ihre Sorgen und auch Krankheiten vergessen. Sehr eindrücklich war in diesem Zusammenhang für uns das Interview mit Frau Tätig. Sie erzählte von ihrem Rheuma und Arthrose in den Händen und den damit verbundenen starken Schmerzen. Die Schmerzen sind gerade an diesem Tag besonders schlimm. Zwei Sätze später erklärt sie, dass heute noch ein Kuchenbacken stattfindet, an dem ihr besonders viel liegt und an dem sie natürlich teilnehmen wird.

Für unsere Interviewpartnerinnen leisteten die Angebote der Aktivierung einen bedeutenden Beitrag zu ihrer Lebensqualität. Als besonders wertvoll empfanden sie Angebote, die an ihren früheren Lebensvollzug und an ihre Interessen anschlossen. Bei Frau Tätig war dies etwa das Backen, bei Frau Stark kreative Angebote und Funktionen wie das Amt im Heimbeirat. Bei Frau Weltfreund standen soziale Kontakte im Mittelpunkt. Bei den Beschäftigungsangeboten ist es wichtig, auf die Interessen der Bewohner einzugehen. Viele kleine regelmäßig wiederkehrende Angebote sind besser als wenige aber dafür große.

Der Psychologieprofessor Erhard Olbrich beschäftigt sich mit der Auswirkung von Heimtieren auf die Lebensqualität älterer Menschen. Er unterscheidet vier positive Effekte, die hier nur in stark gekürzter Form wiedergegeben werden können:

- *Gesundheitliche Effekte:* Der Umgang besonders mit Hunden sorgt für mehr Bewegung und verbessert so die Beweglichkeit von Gelenken und den Aufbau von Muskeln. Die Verdauung und das Herz-Kreislauf-System sind bei diesen Personen auch besser.
- *Kognitive Effekte:* Ein Hund, der durch ein Altenheim läuft, regt die Menschen zu Aktivitäten an, das erhöht die geistige Wachheit. Dabei wird auch die Kommunikation zwischen den Bewohnern angeregt. Gespräche über Tiere fördern einen Lebensrückblick.
- *Emotionale Effekte:* Menschen, die viel mit Tieren zusammen sind, haben weniger Depressionen. Tiere trösten und strahlen Wärme aus und geben die Berührung, die die Pflegeheimbewohner von Menschen nicht mehr bekommen. Da Tiere das Gefühl vermitteln, dass sie uns brauchen, erhält das Leben wieder einen Sinn.
- *Soziale Effekte:* Tiere können Gefühle der Isolation abschwächen. Aber über das Tier entstehen auch neue Kontakte zu Menschen, dadurch kommt es leichter zu Unterhaltungen.

Im Zusammenhang mit der Aktivität war der Begriff Anerkennung von Bedeutung. Es ging darum, als Person anerkannt zu werden, aber auch um Anerkennung für gelungene Kunstgegenstände aus der Ergotherapie, etwa Bilder oder Bastelarbeiten. Frau Stark bringt auf den Punkt, dass der menschliche Wunsch nach Anerkennung mit dem Einzug ins Pflegeheim nicht verschwindet.

> *Fr. Stark:* »Das ist das, was ich unter Lebensqualität verstehe. Also: Ich will zufrieden sein, und ich will anerkannt werden, und das werde ich. Wir haben, ich weiß nicht, ob sie die Bilder da draußen angekuckt haben, die hab ich gemalt. Und die Frau X, unsere Ergo-Leiterin, die ist sehr nett zu mir und findet es schön, was ich mache. Bin an und für sich kein großer Künstler, aber es hat mir Freude gemacht, wieder ein bisschen zu malen, weil's auch gelungen ist. Viele sind gelungen. Ein Bild hat sogar mein Sohn sich zum Geburtstag gewünscht. Das hat er eingerahmt.«

Lebensqualität in Pflegeeinrichtungen hat auch etwas zu tun mit Mitbestimmung. Aktivität kann auch bedeuten, eine Funktion oder ein Amt in der Einrichtung zu bekleiden. Frau Stark ist Mitglied im Heimbeirat. Im Gespräch vermittelt sie den Eindruck, dass sie durchaus ihre Lebensumstände aktiv gestalten möchte. Die Bekleidung des Amtes als Heimbeirätin bringt neben der Anerkennung, die mit der Funktion verbunden ist, auch die Möglichkeit zur Gestaltung.

Damit die Beschäftigungsangebote ihren Zweck erfüllen, sollten sie eine gewisse Bandbreite haben und unterschiedliche Interessen befriedigen. Unsere beiden Einrichtungen bieten jeweils ein sehr breites Spektrum unterschiedlichster Aktivitäten:

> *Fr. Weltfreund:* »Dann wird auch angeboten, das muss ich ehrlich sagen, sehr vielseitig. Mit Schwester X haben wir gestern Äpfel geschält und dann Apfelbrei gekocht.«

Frau Weltfreund antwortet auf die Frage, was denn das Heim zu ihrer Lebensqualität beiträgt:

> *Fr. Weltfreund:* »Ja, da gibt es manchmal sehr viel, erst gestern wieder. Das war im ehemaligen Musikzimmer, wie z. B. diese Sachen (sie zeigt auf ihre Bastelarbeiten).«

Die Bandbreite der Angebote geht von Backen, dem gemeinsamen Musizieren, Märchen vorlesen, Basteln bis zum Gedächtnistraining, das in der Einrichtung, in der es angeboten wird, sehr regen Zuspruch findet. Gerade für die Bewohner, die nicht so viel Besuche bekommen, geht es hier auch um Kontaktpflege.

> *Fr. Weltfreund:* »Das hab ich gemacht (Bastelarbeit). Und das ist von – ich weiß ihren Namen nicht mehr –, das ist auch eine von den ganz Netten, die nicht immer da ist, sondern nur zeitweise. Mit Frau X, die auch nett ist, tun wir zeichnen oder so was aufschreiben.«

Die ergotherapeutischen Angebote haben also unterschiedliche Facetten. Sie sind angenehmer Zeitvertreib, Schmerztherapie, Sinnstiftung, Treffpunkt, Erinnerung, Anerkennung, Rehabilitation, Alltag.

Hausgemeinschaften

Ein abwechslungsreiches und am Lebensalltag von älteren Menschen orientiertes Angebotsspektrum an sinnvollen Aktivitäten ist heute in den meisten Pflegeeinrichtungen Standard. Dies ist nicht zuletzt zurückzuführen auf die Entwicklungen und Umsetzung von Hausgemeinschafts-Konzepten. Kleinere Wohngruppen mit einer integrierten Küche und der Möglichkeit für Bewohnerinnen, sich an den hauswirtschaftlichen Aktivitäten zu beteiligen, leisten einen wichtigen Beitrag gegen die Entfunktionalisierung alter Menschen in Pflegeeinrichtungen. Dabei sorgt nicht nur das vertraute Tätigkeitenspektrum für Lebensqualität. Die alten Menschen haben auch dann noch teil an einem sinnhaften Alltagserleben, wenn sie vielleicht selbst nicht mehr aktiv mitarbeiten können, indem sie dabei sind, vielleicht den frischen Kaffee riechen oder das Plätzchenbacken begleiten. Auch die Einführung der zusätzlichen Betreuungsleistungen nach § 87 b SGB XI hat zu einer Ausweitung von Betreuungsangeboten beigetragen und beschert den alten Menschen eine Zunahme an sozialen Interaktionen.

Allerdings sind diese Entwicklungen neben den vielen Vorteilen, die sie mit sich bringen, auch nicht völlig frei von unerwünschten Begleiteffekten. So stellt der Betrieb von sehr kleinen Einrichtungen mit einer geringen Bewohnerzahl die Betreiber vor erhebliche wirtschaftliche Herausforderungen. Ein vielfältiges und individuelles Beschäftigungsprogramm hängt in solchen Einrichtungen stark ab von ehrenamtlichem Engagement und der erfolgreichen Zusammenarbeit mit ortsansässigen Vereinen. Nach unseren Erfahrungen bieten größere Einrichtungen ein breiteres Angebotsspektrum für Menschen, die nicht viel Gefallen an hauswirtschaftlichen Tätigkeiten finden und sich vielleicht eher kreativ, körperlich oder intellektuell beschäftigen möchten.

Einbindung in die Gemeinde und ehrenamtliches Engagement

5.1.6 Soziale Einbindung

Die Bedeutung von Angehörigen/nahen Bezugspersonen

Neben der räumlich-dinglichen Umgebung ist die soziale Heimumwelt ein bedeutender Faktor für Wohlbefinden und Lebenszufriedenheit der dort lebenden Menschen. Zugleich ist sie auch Thema unterschiedlicher wissenschaftlicher Theorien und Forschungsbemühungen. Dabei wird die Bedeutung des Heims für die sozialen Bedürfnisse von Bewohnerinnen und Bewohnern durchaus kontrovers bewertet. So werden Heime einerseits als Umgebung betrachtet, die zu sozialer Passivität und Rückzug von sozialer und gesellschaftlicher Teilhabe führen kann. Auf der anderen Seite wird Heimen auch ein aktivitätsförderndes Potenzial bescheinigt, dass sich besonders auf alte Menschen auswirkt, die in ihrer Häuslichkeit von sozialer Isolation, etwa durch den Tod des Ehepartners, betroffen sind.

Einen Erklärungsansatz für die Entwicklung sozialer Beziehungen im Heim bietet die *Sozioemotionale Selektivitätstheorie* von Laura Carstensen. Carstensen geht davon aus, dass soziale Netzwerke im Verlauf des Lebens gepflegt und optimiert werden. Die Bedürfnisse im Hinblick auf soziale Beziehungen sind dabei abhängig von aktuellen Bedürfnissen und Zielen: So ist es Carstensen zufolge beispielsweise in jungen Jahren wichtig, Informationen über sich und die Welt zu sammeln und möglichst viele, auch lose Kontakte zu knüpfen. Im Alter rückt dagegen der emotionale Austausch mit wichtigen Personen in den Vordergrund. Carstensen nimmt an, dass sich ältere Menschen selektiv auf wenige enge Vertraute konzentrieren, um mit ihnen einen emotional besonders befriedigenden Austausch pflegen zu können. Das komprimierte Netzwerk alter Menschen wäre demzufolge darauf zurückzuführen, dass nur noch wirklich wichtige Kontakte gepflegt werden. Diese wichtigen Kontakte beziehen sich in der Regel auf nahe Angehörige oder Freunde außerhalb der Einrichtung. So ergab eine US-Studie einen Zusammenhang zwischen der Lebenszufriedenheit von Heimbewohnerinnen und der Häufigkeit von Sozialkontakten mit Personen, die außerhalb des Heims lebten, nicht aber mit Personen innerhalb des Heims.

Über die Wichtigkeit von Kontakten mit nahen Angehörigen oder Freunden, die außerhalb der Einrichtung leben, berichten auch einige unserer Interviewpartnerinnen. Frau Stark ist aus einer anderen Stadt in die teilnehmende Einrichtung gezogen, um in der Nähe ihres Sohnes zu sein, nachdem alle ihre Freunde in der anderen Stadt gestorben waren:

> *Fr. Stark:* »... aber dann habe ich mir schon gedacht, das hat halt so kommen sollen, damit ich bissl mehr in der Nähe von meinem Sohn bin.«
>
> »Und da ist auch mein Neffe verheiratet (...) er kümmert sich ganz rührend um mich. Seine Frau sagt immer, wenn du mal Langeweile hast, ruf ruhig den X an. Dann soll er mit dir mal einen Kaffee trinken. Und das macht er dann auch.«

Auch Frau Frohgemut berichtet über die gute und wichtige Beziehung zu ihrer Tochter, die sie bis zum Heimeinzug mit versorgt hat. Für Herrn Schick ist es eine Belastung, seine Mutter, die noch lebt, und seine Schwester so gut wie nie zu sehen, da beide in einer anderen Stadt leben. Er berichtet auch über Kontakte im Heim:

> *Hr. Schick:* »Ich habe hier verschiedene Bekannte.«

Die Bemerkung verdeutlicht jedoch, dass diese Kontakte mit familiären Kontakten nicht gleichwertig sind. Bei der Auswertung der Interviews fiel uns auf, dass unsere Interviewpartnerinnen und Interviewpartner, abgesehen von Herrn Schick, den Kontakt zu Mitbewohnern nicht erwähnten. Obwohl beide Einrichtungen sich bemühen, Kontakte zwischen den Bewohnerinnen zu fördern, scheinen sie für unsere Interviewpartner nicht sehr bedeutend zu sein. Im Laufe meiner pflegerischen Tätigkeit habe ich jedoch auch einige Freundschaften zwischen Bewohnern erlebt, die für die Personen stets eine wichtige Bereicherung ihres Lebens in der Einrichtung darstellten. Dies war besonders dann der Fall, wenn Menschen aus dem Umfeld der Einrichtung dort lebten und Kontakte von früher wieder aktivieren konnten. Gerade in der Situation des Heimeinzugs können alte Freundschaften oder Bekanntschaften eine gute Ressource darstellen. Es ist eine Aufgabe von Pflegeheimen solche Kontakte zu fördern, beispielsweise durch Einzugspartnerschaften durch rüstigere Bewohner oder Ehrenamtliche.

114

Einbindung in das Gemeinwesen

Natürlich schaffen nicht nur soziale Bedingungen innerhalb der Einrichtung eine gute Lebensqualität, die Menschen müssen eingebunden sein in das Leben im Heim und in den Ort selbst, um Heimat zu finden oder zu erhalten. Es verwundert nicht, dass alte Menschen, die in ein Heim ziehen müssen, möglichst eines in der nächsten Umgebung des letzten Wohnsitzes wählen. Damit sie nicht in eine fremde Umgebung ziehen müssen, sind sie sogar bereit, in ein Haus mit schlechterer Ausstattung zu gehen. Menschen, die in ihrem gewohnten Umfeld bleiben können, fühlen sich im Heim wohler. Bereits bestehende Kontakte können gleichzeitig leichter aufrechterhalten werden. Kontakte von Kirchengemeinden oder Gesangs- und Sportvereinen werden gerne gesehen und genutzt. Zukünftige Bewohner suchen sich lieber kleinere Heime aus, da sie befürchten, große Häuser seien anonym und unüberschaubar. Zudem ist es zunehmend wichtig, dass sich Einrichtungen öffnen für die Zusammenarbeit mit Ärzten, Bildungseinrichtungen oder anderen Dienstleistungsanbietern. Die Lebensqualität steigt durch die Einbindung der sozialen Öffentlichkeit.

Hermeneutik: Die Kunst des Verstehens

Neben Kontakten zu Bezugspersonen und Mitbewohnern sind auch die Kontakte zu Mitarbeitern der Einrichtung bedeutsam. Frau Weltfreund beklagt Zeitnot und häufigen Wechsel des Pflegepersonals:

> *Fr. Weltfreund:* »Es ist halt viel Wechsel. Man kann sich an eine Schwester halt nicht so dran gewöhnen. Man möchte ja mal ein nettes Wort sprechen ...«

Während die Pflegepersonen in den Schilderungen unserer Interviewpartner meist etwas diffus bleiben, können alle Interviewpartnerinnen Personen aus dem Bereich der Betreuung oder des Ehrenamts namentlich nennen, die ihnen bedeutsam für ihre Lebensqualität erscheinen.

> *Frau Stark:* »Der Herr X, der ist ganz besonders nett, der macht mit uns hier Gedächtnistraining, die Zeitungsrunde macht er auch mit uns, ... aber der Herr X hat eben auch die jahrelange Erfahrung, der hat schon den Bogen raus, wie er mit uns alten Leuten umgeht. Und das tut mir gut.«

Ein Erklärungsansatz hierfür ist, dass es in den Einrichtungen weniger Betreuungsmitarbeiter gibt als Pflegepersonen und diese daher prominenter ins Blickfeld rücken. Pflege ist Teamarbeit, und gute Ergebnisse sind in der Regel Teamergebnisse. Zudem sind die Angebote der Sozialen Betreuung die Highlights im Tagesablauf, während Pflege eher als das Unausweichliche erscheint, nach dem der Tag losgeht, und das zudem auf die eigene Bedürftigkeit verweist. Dabei birgt professionelle Pflege viele Potenziale für Lebensqualität und wird auch so wahrgenommen, wie das Beispiel von Frau Tätig belegt, die nach einer Phase der Immobilität wieder vieles alleine tun kann. Tendenziell scheint es, dass Pflegepersonen eher als Funktionsträger gesehen werden und weniger als Bezugspersonen. Dies erstaunt be-

115

sonders vor dem Hintergrund, dass die meisten Pflegeeinrichtungen nach dem sogenannten Bezugspflegesystem arbeiten.

Viele Studien belegen, dass die Qualität und Kontinuität der Pflegebeziehung sich auf den Erfolg der Pflege auswirkt. Gut belegt ist dies beispielsweise bei der Ernährungsversorgung demenziell erkrankter oder stark hilfebedürftiger Menschen. So konnten laut dem Expertenstandard »Sicherstellung und Förderung der oralen Ernährung in der Pflege« Zustände der Mangelernährung durch Beziehungskontinuität und Sensibilisierung der Pflegenden nachweislich positiv beeinflusst werden. Deutlich wird daraus, dass neben der Kontinuität der Versorgung auch das Verständnis der Pflegeperson für die Situation der Betroffenen und damit die Qualität der Beziehung ausschlaggebend für den pflegerischen Erfolg sind. Pflege ist Beziehungsarbeit.

Der Pflegewissenschaftler Prof. Dr. Frank Weidner entwickelte ein Modell für professionelle Pflege, in dem er die Fallarbeit ins Zentrum professionellen Pflegehandelns stellte. Neben aktuellem Wissen aus der Pflegeforschung, das laut Weidner als pflegewissenschaftliche Kompetenz Pflegehandeln begründet, sollten professionell Pflegende über ethische, fachpraktische und hermeneutische Kompetenzen verfügen.

Abb. 5: Konstitutive Kompetenzen professionellen Pflegehandelns, modifiziert nach Weidner (1995, S. 125)

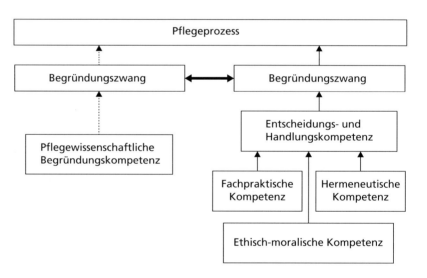

Der Begriff Hermeneutik meint die Kunst des Verstehens. Diese ermöglicht in Kombination mit fachlichem und ethischem Wissen erst die Entscheidung darüber, welches pflegerische Angebot bei einer konkreten Person vor dem Hintergrund ihrer Erkrankung und Einschränkungen *und ihrer aktuellen Bedürfnissituation* angezeigt ist. Pflege gilt aus diesem Grund als Kunst und Wissenschaft. Die Wissenschaft liefert die Begründung für unser Handeln als Pflegeprofis. Die Kunst liegt in der gemeinsamen Entscheidung mit der betreffenden Person darüber, ob, wie und was getan werden soll. Dazu muss ich etwas über mein Gegenüber wissen, muss verstehen, was in ihm vorgeht, um dann das passende Angebot aus meiner Werkzeugkiste herausholen zu können.

> »Für das klinische Verständnis der Zahl, die man am Thermometer abliest, ist auch das Wissen um die Lebensform des Patienten relevant, inklusive, wie der andere die Situation empfindet und darüber hinaus die Krankengeschichte beschreibt.« (Nerheim 2001, S. 14)

Dafür ist es unumgänglich, mit Bewohnerinnen und Bewohnern über ihren Bedarf und ihre Bedürfnisse zu sprechen. Ich erlebe in meiner Praxis häufig, dass Pflegefachpersonen dem fachlichen Gespräch mit Bewohnern stationärer Einrichtungen unsicher gegenüberstehen. Es gibt noch eine starke Gewohnheit, pflegefachliche Entscheidungen für und vermeintlich »im Sinne« der betroffenen Personen zu treffen. In der Realität können diese Entscheidungen leicht an den eigentlichen Problemen und Bedürfnissen der Person vorbeigehen, wenn Pflegende nicht wissen, was für die Person wirklich wichtig ist. In der ambulanten Pflege gehören solche recht umfassenden Gespräche zum Standard, wenn es darum geht, das pflegerische Angebot zu entwickeln. Im stationären Bereich höre ich oft das Argument, ein Großteil der Bewohner sei zu dement, um sinnvolle Gespräche zu führen. Allerdings haben auch demenzkranke Personen Bedürfnisse, Wünsche, Ziele und Abneigungen, und unterschiedliche Studien belegen, dass auch demenziell erkrankte Personen durchaus Gesprächen folgen können.

Empathie und Wertschätzung: Die Wirkmacht sozialer Zuschreibungen

Menschen verhalten sich so, wie sie von ihrer Umwelt gesehen werden. Und schließlich werden sie so. Viele kennen das: In einer Situation, in der man kritisch beobachtet wird, gehen die Dinge schneller schief. Soziale Zuschreibungen funktionieren deshalb, weil Menschen den sozialen Spiegel brauchen. Empathie und Wertschätzung lassen uns wachsen. Das Gegenteil macht uns klein.

Dies gilt besonders auch für die Gruppe der alten Menschen. In der Forschung wird die Macht der sozialen Zuschreibung unter dem Begriff Altersstereotyp beschrieben. Das Altersstereotyp unterstellt alten Menschen eine Reihe bestimmter Eigenschaften. Beispielsweise, dass sie nichts Neues mehr lernen können, dass sie gebrechlich sind, sich weniger merken können, dass sie Schwierigkeiten haben, komplexen Sachverhalten zu folgen, dass sie krank sind, schwerhörig und unflexibel. Hinzu kommt, dass man älteren Menschen weniger zutraut, wichtige Funktionen zu bekleiden. Diese Zuschreibungen haben unterschiedliche Folgen. Beispielsweise haben Arbeitssuchende über 55 Jahre noch immer große Schwierigkeiten, eine Anstellung zu finden. Zudem wird die Häufigkeit alterstypischer Erkrankungen auch von Seiten der Ärzte und von medizinischem Fachpersonal deutlich überschätzt.

Daneben wirkt sich das Altersstereotyp auch auf das Kommunikationsverhalten jüngerer Menschen mit Älteren aus. So wurde in speziellen Versuchsanordnungen ebenso wie in alltäglichen Pflegesituationen beobachtet, dass Jüngere ihr Kommunikationsverhalten an das vermutete (niedrige) Kompetenzniveau der Älteren anpassen. Beispielsweise benutzen die Jüngeren eher einfache, gebräuchliche Wörter und sprechen in kurzen, einfachen Sätzen mit einfachen Wörtern. Gesprächsthemen mit Älteren fallen nicht selten persönlicher aus, wie auch die körperliche Distanz zu Älteren geringer sein kann als üblich. Dabei werden die Distanzunterschreitungen umso deutlicher, je gebrechlicher das Gegenüber wirkt, wenn etwa der Arm oder gar die Wange getätschelt werden.

In unserer etwas distanzierten Gesellschaft liegt die persönliche Distanzzone bei etwa 60 cm bis 1 m. Näher dürfen uns üblicherweise nur Familienangehörige oder gute Freunde kommen. Bei vielen Menschen löst die Unterschreitung dieser Distanzzone Stresssymptome aus. Zugleich ist der Abstand ein Zeichen von Respekt und Achtung. Vermutlich würden die wenigsten auf den Gedanken kommen, beispielsweise ihrem Chef die Wange zu tätscheln. Es verwundert daher nicht, dass ältere Menschen das beschriebene Kommunikationsverhalten als kränkend erleben können. Sie erleben sich selbst in der Situation als nicht ebenbürtig und inkompetent. Eine Folge daraus kann der Rückzug aus kommunikativen Situationen sein. So beginnt nicht selten eine Abwärtsspirale, in deren Verlauf die älteren Menschen sich immer weiter zurückziehen und ihre Fähigkeiten tatsächlich auf das gespiegelte Niveau sinken.

Personzentrierte Pflege und Betreuung

Ein Gegenmodell zu einer Interaktionsgestaltung, die die Kompetenzen alter Menschen untergräbt, stellt der personzentrierte Ansatz von Carl Rogers dar, den ich bereits im Kapitel 3.4 kurz vorgestellt habe. Das zentrale Element in diesem Ansatz ist die Qualität der Beziehungen. Sie entscheidet darüber, ob sich ein Mensch entwickeln oder entfalten kann oder ob er in seiner Entwicklung gebremst wird oder gar stagniert und krank wird. Der Philosoph Martin Buber, an dem sich Rogers orientierte, sagte dazu: »Der Mensch wird am Du zum Ich.« Der britische Sozialpsychologe Tom Kitwood hat, orientiert an Buber und Rogers, wesentliche Elemente des personzentrierten Ansatzes unter dem Begriff der personzentrierten Pflege für die Pflege und Betreuung demenzkranker Personen konzeptioniert, wie im Kapitel 4 dargestellt.

Ich bin heute davon überzeugt, dass neben der Fachlichkeit die Qualität der professionellen Beziehung der wichtigste Faktor für die Qualität der professionellen Pflege und Betreuung und damit auch für die Lebensqualität von Pflegeheimbewohnern darstellt. Um der immensen Bedeutung der Beziehungsarbeit gerecht zu werden, wäre es sehr wichtig, in der Ausbildung und auch im Anschluss daran deutlich mehr Zeit und Geld in die Entwicklung kommunikativer Fähigkeiten und Selbstkompetenzen der Auszubildenden und Praktiker zu investieren.

5.2 Subjektives Wohlbefinden von Pflegeheimbewohnern

Die Dimensionen für Lebensqualität beschreiben die objektiven Lebensbedingungen in einer Pflegeeinrichtung und liefern Informationen darüber, was Pflegeeinrichtungen konkret tun können, damit Bewohnerinnen und Bewohner eine hohe Lebensqualität erleben. Sie sagen jedoch nichts darüber aus, wie sich eine Person tatsächlich fühlt und wie viel davon auf die Einrichtung zurückzuführen ist. Sie erinnern sich: Die Lebensbedingungen sind ein sehr begrenzter Vorhersagefaktor für Wohlbefinden, und ihr Einfluss auf das subjektive Wohlbefinden wird von der Forschung auf etwa 10 % geschätzt. Daher ist der Blick auf die Personen, die in der Einrichtung leben, unumgänglich. Aus diesem Grund haben wir sechs Bewohnerinnen und Bewohner zu ihrem subjektiven Wohlbefinden und zu ihrer Zufriedenheit in der Einrichtung befragt.

5.2.1 Der qualitative Forschungsansatz

»Die Methode des Verstehens erlaubt es dem Sozialwissenschaftler, menschliches Verhalten auf einer tieferen Ebene wahrzunehmen und zu interpretieren, als es die äußere Perspektive zuließe. Objekte kann man ausschließlich von außen erkennen, während geistige oder soziale Prozesse nur von innen erkannt werden können.« (Filstead 2002, S. 72)

Während die quantitative Sozialforschung davon ausgeht, dass Wahrheit objektive Wirklichkeit ist, die mit den Sinnen erfasst und »gemessen« werden kann, geht man in der qualitativen Sozialforschung davon aus, dass Menschen komplexe Wesen sind, die sich durch ihren persönlichen Ausdruck voneinander unterscheiden. Wahrheit ist demzufolge nichts Objektives, sondern etwas Subjektives. Lebensqualität ist ein Phänomen, das zu großen Teilen nur durch die betroffene Person selbst bewertet werden kann (vgl. Filipp und Ferring 1992, S. 94). So werden äußerlich scheinbar gleiche Lebenssituationen, wie zum Beispiel das Leben in ein und demselben Pflegeheim durch unterschiedliche Personen, höchst unterschiedlich beurteilt. Diese Unterschiede in der Bewertung werden durch verschiedene Faktoren beeinflusst, wie etwa den Grad an Hilfebedürftigkeit, die »psychische Grundausstattung« einer Person, die Biografie oder individuelle Lebenshaltungen und Einstellungen. Der Sinn dieses Buchs liegt nicht darin, die Zufriedenheit von Heimbewohnern mit bestimmten Leistungsmerkmalen von Einrichtungen zu ermitteln, sondern die Zufriedenheit von Bewohnern mit ihrem Leben in einer Einrichtung. Um diese Lebenszufriedenheit als subjektives Phänomen zu verstehen, ist der qualitative Ansatz besonders geeignet.

5.2.2 Das problemzentrierte Interview

Das problemzentrierte Interview wurde von dem Psychologen Andreas Witzel entwickelt. Es kombiniert einen Leitfaden mit der freien und offenen Erzählung. Damit werden einerseits mangelnde narrative Kompetenzen des Befragten kompensiert. Andererseits werden auch Fragen zu Einstellungen, Meinungen und Motiven gestellt, die in einem rein narrativen Interview vermieden werden (vgl. Scholl 2003, S. 72). Anhand eines flexiblen Interviewleitfadens werden alle Aspekte eines Problems behandelt, die als relevant betrachtet werden. Der Befragte soll jedoch möglichst frei zu Wort kommen. Der Schwerpunkt des problemzentrierten Interviews liegt auf einer bestimmten Problemstellung. Ziel des problemzentrierten Interviews ist es, die persönliche Sichtweise der Befragten zu dem gestellten Problem zu erfassen (vgl. Mayer 2002, S. 127).

Diese Beschreibung des problemzentrierten Interviews deckt sich mit den Anforderungen an ein Erhebungsinstrument für Pflegeheimbewohner. Ziel der Interviews ist es, möglichst wenig vorzugeben, um das Gespräch nicht auf bestimmte Aspekte hin zu lenken, von denen nicht von vornherein sicher ist, dass sie für die Interviewpartner wichtig sind. Andererseits sollten bestimmte Aspekte des Phänomens Lebensqualität beleuchtet werden, die innerhalb eines narrativen Interviews möglicherweise nicht zur Sprache gekommen wären. Zudem erschien eine gewisse Strukturierung des Interviews, gerade im Hinblick auf die kommunikativen Kompetenzen unserer pflegebedürftigen Interviewpartner, wichtig.

5.2.3 Der Interviewleitfaden

Die Bewohnerinterviews bestehen aus zwei Teilen. Der erste Teil besteht aus einem problemzentrierten Interview zu Lebensqualität und Wohlbefinden. Zunächst erfolgt eine Definition von Lebensqualität aus Sicht des Interviewpartners. Zwei weitere Fragen richten sich auf Kriterien zur Lebensqualität vor und nach dem Heimeinzug. Dadurch sollen Anpassungsmechanismen der Interviewteilnehmer an ihre derzeitige Situation ermittelt werden. Der folgende Teil des Interviews fokussiert die Lebenszufriedenheit im Zusammenhang mit der Einrichtung. Den Abschluss des Gesprächs bilden Verbesserungsvorschläge von Seiten des Interviewpartners.

Den zweiten Teil des Bewohnerinterviews bilden die Einschätzung der subjektiven Lebenszufriedenheit sowie die Bewertung individueller Prioritäten im Hinblick auf die Lebenszufriedenheit, die aus der Lebensqualitätsforschung hervorgehen. Die Einschätzung der Prioritäten bezieht sich auf

- die Gesundheit,
- die Teilnahme an Veranstaltungen und Aktivitäten,
- das Ausmaß, in dem Entscheidungen getroffen werden können,
- und die Familie und weitere soziale Beziehungen.

Grundlage für diese Fragen sind die Ergebnisse der Berliner Altersstudie, in denen die Bedeutung von subjektiver Gesundheit, die Zufriedenheit mit der sozialen Situation und familiären Beziehungen für das subjektive Wohlbefinden hervorgehoben wird (vgl. Mayer und Baltes 1996, S. 519). Im Punkt »Ausmaß eigener Entscheidungen« kommt die Bedeutung der Autonomie zum Tragen, die in allen relevanten Arbeiten als zentral angesehen wird.

Durch die Kombination aus Strukturinterview und Bewohnerinterviews soll das subjektive Erleben in Zusammenhang gebracht werden mit den objektiven Lebensbedingungen. Die Folie, vor deren Hintergrund die Ergebnisse der Interviews ausgewertet werden, stammt dabei aus den wissenschaftlichen Studien sowohl zur Lebensqualität als auch zur Lebenszufriedenheit von Heimbewohnern.

5.2.4 Lebensthemen

Es ist nun an der Zeit, die Bewohner, die uns für die Interviews zur Verfügung standen, ausführlich vorzustellen. Bei der Bearbeitung der Interviews wurde deutlich, dass jedes der Interviews ein eigenes Thema als Grundlage mitbringt. Es handelt sich um das Lebensthema der betroffenen Menschen. Gerade dadurch wurde der Grundtenor der Gespräche bestimmt, und die Antworten auf unsere Fragen beinhalteten immer auch ein bisschen das Lebensthema. Dieses Lebensthema soll mit der Person kurz vorgestellt werden, damit die Individualität jeder Person dargestellt und vor diesem Hintergrund besser verstanden werden kann. Aber auch, um verständlich machen zu können, dass jeder Mensch seine eigene Persönlichkeit mit ins Heim bringt und das Heim auch durch seine ureigene Wahrnehmung erlebt. Es gibt also viele objektive Gründe für die Beurteilung eines Heimes, aber eben auch subjektgebundene. Am Ende der Interviews stellten wir noch fünf quantitative Fragen. Die Bewohner bewerteten ihre Einschätzungen auf einer Skala von 1 bis 10. 1 war sehr unzufrieden und 10 war vollkommen zufrieden. Die erste Frage betraf die globale Lebenszufriedenheit und die weiteren die persönlichen Prioritäten: Gesundheit, Aktivität, Entscheidungsspielräume und soziale Beziehungen. Damit wollten wir ein Bild von der allgemeinen Lebenszufriedenheit und den Prioritäten der einzelnen Person bekommen. Wie sich herausstellen sollte, passten die Interviewantworten aus dem qualitativen Teil gut zu den Aussagen aus dem quantitativen Teil, und das ganze gab ein rundes Bild der einzelnen Persönlichkeit.

»Es ist alles ruhig, und das Essen ist gut«

Wie zufrieden sind Sie mit Ihrem Leben insgesamt?	7
Wie wichtig ist es für Sie, sich gesund zu fühlen?	8
Wie wichtig ist es für Sie, an Veranstaltungen teilzunehmen?	4
Wie wichtig ist es für Sie, Dinge selbst entscheiden zu können?	3
Wie wichtig sind Ihnen Ihre Familie, Freunde, die Gesellschaft anderer?	8

Das bestimmende Thema von Frau Frohgemut ist Zufriedenheit. Das Lebensthema Zufriedenheit beruht auf der Strategie, die persönlichen Wünsche und Bedürfnisse an die aktuelle Lebenssituation anzupassen. Dies ist eine Strategie, die alten Menschen dabei hilft, mit ihren Einschränkungen zu leben, ohne den Lebensmut zu verlieren. Vorhandene Ressourcen wie etwa familiäre Bindungen werden genutzt und haben große Bedeutung. Lebensbereiche, auf die die Person nicht mehr viel Einfluss ausüben kann, werden nicht mehr für sehr wichtig erachtet. In der Wissenschaft wird diese Art, mit den Belastungen des Alters umzugehen, als akkomodativer Bewältigungsstil bezeichnet. Akkomodation bedeutet Anpassung (vgl. Deutsches Zentrum für Altersfragen 2002, S. 365).

»Die Nachbarin hat immer gesagt, nach Ihnen kann man die Uhr stellen«

Wie zufrieden sind Sie mit Ihrem Leben insgesamt?	4
Wie wichtig ist es für Sie, sich gesund zu fühlen?	5
Wie wichtig ist es für Sie, an Veranstaltungen teilzunehmen?	9
Wie wichtig ist es für Sie, Dinge selbst entscheiden zu können?	10
Wie wichtig sind Ihnen Ihre Familie, Freunde, die Gesellschaft anderer?	8

Das bestimmende Thema von Frau Tätig ist Beständigkeit im Leben und im Handeln. Frau Tätig hat 23 Jahre in derselben Tätigkeit ehrenamtlich gearbeitet. Als sie noch zu Hause gelebt hat, ist sie jeden Tag um die gleiche Zeit spazieren gegangen. Neben der Bewegung waren ihr dabei die Natur und die Begegnung mit anderen Menschen wichtig. Obwohl sie bereits seit mehreren Jahren in der Einrichtung lebt, muss sie noch häufig an ihre alten Möbel und geliebte Dinge denken, die sie vermisst. Da Aktivität für ihr Leben von tragender Bedeutung ist, wird sie trotz gesundheitlicher Einschränkungen aufrechterhalten und gibt dem Leben nach wie vor Sinn.

»Ich will zufrieden sein, und ich will anerkannt werden – und das werde ich«

Wie zufrieden sind Sie mit Ihrem Leben insgesamt?	**9**
Wie wichtig ist es für Sie, sich gesund zu fühlen?	**8**
Wie wichtig ist es für Sie, an Veranstaltungen teilzunehmen?	**8**
Wie wichtig ist es für Sie, Dinge selbst entscheiden zu können?	**8**
Wie wichtig sind Ihnen Ihre Familie, Freunde, die Gesellschaft anderer?	**8**

Der Wissenschaftler Csikszentmihalyi würde Menschen wie Frau Stark als autotelische Persönlichkeiten bezeichnen. Autotelisch bedeutet, dass ein Mensch seine Ziele aus sich heraus gewinnt. Autotelische Persönlichkeiten empfinden ihr Handeln »als in sich wichtig und wertvoll« (Csikszentmihalyi 1999, S. 154). Tun bedeutet im Kontext dieses Lebensthemas auch immer gestalten, entweder in Form von kreativem Tun oder im Sinne von Einflussnahme. Am Beispiel von Frau Stark wird auch deutlich, dass starke Selbstwirksamkeitsüberzeugungen und die Erreichung wichtiger intrinsischer Ziele mit einer sehr guten Lebensqualität verbunden sind. Bedeutsam ist für die Beurteilung der Einschätzung von Frau Stark sicher auch der Sachverhalt, dass sie die Interviewteilnehmerin mit den geringsten körperlichen Einschränkungen und dem geringsten Bedarf an pflegerischer Unterstützung war.

»Ich nehme an allem teil«

Wie zufrieden sind Sie mit Ihrem Leben insgesamt?	**5**
Wie wichtig ist es für Sie, sich gesund zu fühlen?	**8**
Wie wichtig ist es für Sie, an Veranstaltungen teilzunehmen?	**9**
Wie wichtig ist es für Sie, Dinge selbst entscheiden zu können?	**5**
Wie wichtig sind Ihnen Ihre Familie, Freunde, die Gesellschaft anderer?	**10**

Das bestimmende Thema von Frau Weltfreund ist Anteilnahme. Dieses Lebensthema spricht die enge Verbindung zu allem Geschehen an. Der Sinn des Lebens besteht darin, mit anderen Menschen in Kontakt zu sein und zu helfen, wo Hilfe erforderlich ist. Beziehung meint jedoch auch eine enge Beziehung zur Natur und ein sensibles Gespür für sinnhafte Zusammenhänge. Der engen Verbindung zur Außenwelt liegt eine hohe Emotionalität zugrunde, die dazu führen kann, dass das Ausmaß an Anteilnahme gelegentlich als Stress erlebt wird.

»Mein Auto war mein Begleiter«

Wie zufrieden sind Sie mit Ihrem Leben insgesamt?	5
Wie wichtig ist es für Sie, sich gesund zu fühlen?	10
Wie wichtig ist es für Sie, an Veranstaltungen teilzunehmen?	9
Wie wichtig ist es für Sie, Dinge selbst entscheiden zu können?	10
Wie wichtig sind Ihnen Ihre Familie, Freunde, die Gesellschaft anderer?	10

Herr Schick war unverheiratet, ihm fehlt sein Sportwagen, der nach seinen Angaben früher sein Begleiter war. Der Wagen ist für ihn auch ein Stück Unabhängigkeit gewesen. Wenn er im Heim etwas verändern könnte, würde er aus der Cafeteria gerne eine Boutique machen.

»Ich war ein Wandervogel«

Wie zufrieden sind Sie mit Ihrem Leben insgesamt?	6
Wie wichtig ist es für Sie, sich gesund zu fühlen?	k. A.
Wie wichtig ist es für Sie, an Veranstaltungen teilzunehmen?	3
Wie wichtig ist es für Sie, Dinge selbst entscheiden zu können?	7
Wie wichtig sind Ihnen Ihre Familie, Freunde, die Gesellschaft anderer?	1

Im Leben von Herrn Frei hatten Freiheit und Unabhängigkeit immer einen hohen Stellenwert. Mit seiner Frau hat er die halbe Welt bereist. Seit ihrem Tod geht es ihm schlecht, wie er sagt. Herr Frei bewertet als einziger unserer Interviewpartner die sozialen Beziehungen als unwichtig. Dies kann auf einen Prozess innerer Anpassung nach dem Tod seiner Frau zurückzuführen sein. Lebensqualität kann er sich nur im Freien vorstellen, nicht in einem Heim. Trotzdem macht Herr Frei keinen enttäuschten oder bitteren Eindruck. Er fährt täglich und bei jedem Wetter in den Park und genießt die Natur.

5.2.5 Das Leben muss Sinn haben

Vor dem Heimeinzug waren die Bewohner nicht auf eine ergotherapeutische Beschäftigung angewiesen. Sie waren auch nach dem Eintritt ins Rentenalter aktiv und haben Verantwortung in unterschiedlichen Bereichen übernommen. Sie machten die Erfahrung, dass sie anderen eine Hilfe sein konnten und dass sie den Widrigkeiten des Lebens nicht hilflos ausgeliefert sind. Diese Menschen haben sich im Laufe ihres Lebens als selbstwirksam erlebt und hatten Kontrolle über ihr Leben und die Vorgänge darum herum. Diese Fähigkeiten geben die Herren und Damen nicht bei Heimeinzug an der Pforte ab. Ganz im Gegenteil, sie stellen eine Ressource für ihre seelische und körperliche Gesundheit dar. Gleichzeitig versuchen sie ihr Leben auch im Heim zu kontrollieren. Vor Eintritt ins Heim war Frau Tätig beispielsweise ehrenamtlich in einer Begegnungsstätte beschäftigt.

> *Fr. Tätig:* »Ja und dann war ich noch tätig ehrenamtlich. Da habe ich kein Geld dafür genommen. Ich habe gesagt: ›Wenn ich das mache, dann mache ich das ehrenamtlich‹. Und da war ich 23 Jahre dabei.«

Frau Weltfreund hat sechs Jahre lang ihre schwer kranke Mutter gepflegt. Und später:

> *Fr. Weltfreund:* »Und nachdem ich alleine war, habe ich z. B. im Bekanntenkreis Babysitter gemacht.«
>
> *Interviewerin:* »War das wichtig für Sie mit den kleinen Kindern?«
>
> *Fr. Weltfreund:* »Ja, das war wichtig für mich – also, wo man helfen konnte. Die Devise – wo man helfen konnte …«

Frau Weltfreund hilft noch heute gerne, z. B. der Tischnachbarin, wenn diese Probleme mit dem Essen hat. Frau Stark erzählt, dass sie gerne spazieren geht. Der Weg in der nahen Umgebung des Heimes gehört nicht dem Heim, sondern der Stadt. Bedauerlicherweise ist er so beschädigt, dass manche Heimbewohner ihn nicht mehr nutzen. Frau Stark, die auch im Heimbeirat ist, nimmt das zum Anlass, einen Brief an die entsprechende Behörde zu schreiben und um Reparatur zu bitten. Es folgt ein Briefwechsel zwischen ihr und der Behörde. Sie schreibt sogar dem Bürgermeister.

> *Interviewerin:* »Gibt es irgendwelche Dinge, die Sie sich hier wünschen würden?«
>
> *Fr. Stark:* »Der Weg. Ja, der Pfad unterliegt ja nicht dem Heim hier, der gehört der Stadt. Da haben sie mir erklärt, das Friedhofsamt, das Gartenbauamt und das Forstamt wären da drin befangen. Ich habe dann geschrieben, es täte mir leid, dass sie für uns alte Leute so wenig übrig hätten. Dann habe ich geschrieben, wahrscheinlich hat die Weltmeisterschaft zu viel gekostet, das konnte ich mir nicht verkneifen. Sie haben aber dann sehr höflich geschrieben, dass das damit nichts zu tun habe. Der Schriftverkehr ging hin und her, aber die wollten nicht. Sie wollten mich nicht verstehen. Die schreiben immer er wäre verkehrssicher. Ja darum geht es ja nicht, die sind zu ausgewaschen, und mit dem Rollator fährt sich's da sehr schlecht, da gehen sie nie darauf ein …«

Frau Stark hat auch bei unserem Interview das Empfinden, dass sie nützlich ist.

> *Fr. Stark:* »Ich würde jetzt zum Beispiel rausgehen, aber wir sitzen jetzt hier zusammen. Das ist auch wichtig für Sie.«

Der Begründer der Logotherapie Viktor Frankl versteht den Menschen als Wesen, das einen Sinn zum Leben braucht. Sein Konzept beruht auf der Annahme, dass der Mensch auch und vor allem ein geistiges Wesen ist und in seiner Tiefe danach strebt, in seinem Leben einen Sinnzusammenhang zu sehen. Dieser Sinn soll über ihn hinaus weisen. Diesem Sinn zu folgen ist in ihm bereits von Beginn an angelegt. Ebenso wie der Wille zum Sinn. Dieser

125

»Wille zum Sinn« kann in jedem Menschen verborgene Kräfte freisetzen, wenn er nur weiß wofür. Menschen, die ihren besonderen Sinn im Leben nicht finden können, werden krank, z. B. depressiv. Für unsere befragten Damen war es offensichtlich sinnhaft, anderen Menschen behilflich zu sein.

5.2.6 Das Leben findet woanders statt!

Im vorherigen Kapitel wurde deutlich, dass innere Ressourcen und Bewältigungsstrategien maßgeblich für das Erleben von Lebensqualität auch in einer Pflegeeinrichtung sind. In diesem Kapitel geht es darum, dass Pflegeeinrichtungen nicht alle Bedürfnisse kompensieren können. Besonders für die beiden Herren findet das Leben einfach woanders statt. Während alle unsere Interviewteilnehmerinnen auf ein familiäres Netzwerk zurückgreifen können, leiden die Herren unter familiären Verlusten. Die Frage, ob die Einrichtung etwas für seine Lebensqualität beitragen kann, beantwortet Herr Frei zweimal dezidiert mit nein:

> *Hr. Frei:* »Das wäre wohl zu viel gesagt. Auf der einen Seite bin ich zu gehemmt.«

Seine körperliche Einschränkung empfindet Herr Frei als Hemmnis für seine Lebensqualität. Er konkretisiert:

> *Hr. Frei:* »Also ich kann mir das überhaupt nicht vorstellen. Ich kann mir nur vorstellen im Freien; in keinem Heim. Ich habe in einer Kleinstadt gelebt (...) gegenüber einem Park. Und da war für uns Buben kein Hindernis.«

Herr Frei kann sich Lebensqualität nur im Freien vorstellen. Das Heim und seine körperliche Einschränkung erlebt er als Hindernis. Bei Herrn Schick gestaltet sich die Situation ähnlich:

> *Hr. Schick:* »Hier ist's unheimlich abgeschnitten.«

Ein bestimmendes Thema von Herrn Schick ist das Abgeschnitten-Sein von dem, was ihm wertvoll und wichtig ist. Seine nächsten Angehörigen leben in einer anderen Stadt, und er hat kaum Kontakt zu ihnen. Durch eine schwere chronische Krankheit ist er in seiner Bewegungsfreiheit stark eingeschränkt. Er trauert um seinen Sportwagen. Das Auto stellt eine Verbindung zur Welt dar, der Rollstuhl eher ein Hindernis. Zwar kommt neuerdings ein ehrenamtlicher Helfer zu ihm:

> *Hr. Schick:* »... und jetzt habe ich da einen Mann, der soll mich hier in der Gegend rumschieben und auch insgesamt Schachspielen und so.«

An der Tatsache, dass sich Herr Schick durch seine Krankheit abgeschnitten fühlt, ändert dies jedoch nicht viel. Neben Freiheit steht das Auto möglicherweise für Lebensgenuss. Durch seine körperliche Einschränkung ist Herr Schick auch von seinen früheren Vergnügungen abgeschnitten:

> *Hr. Schick:* »Ich bin dann noch zu meinem Frisör gegangen und den Geschäften, wo ich eingekauft habe.«

5.2.7 Worauf die Heime keinen Einfluss haben

Die Interviews machen deutlich: Lebensqualität und subjektives Wohlbefinden sind komplex. Die Qualität der Einrichtung in den sechs Dimensionen spielt zwar eine Rolle. Allerdings ist ihre Wirkung auf das subjektive Wohlbefinden schwer nachzuweisen. Dies gilt in besonderem Maße für Einrichtungen, die in den sechs Dimensionen gut abschneiden, und es ist eine der wesentlichen Erkenntnisse aus der Lebensqualitätsforschung und unserer kleinen Forschungsarbeit. Abgesehen von Frau Stark gaben alle unsere Interviewpartnerinnen mit Werten zwischen vier und sechs eine überraschend geringe Lebenszufriedenheit an. Dabei partizipierten gerade die Damen Tätig und Weltfreund in hohem Maß an den Angeboten der Einrichtung und sahen in ihnen einen Gewinn für ihre Lebensqualität. Allerdings dürften selbst die besten Einrichtungen nicht in der Lage sein, seelische, materielle und soziale Verluste kompensieren zu können, die mit dem Eintritt von Pflegebedürftigkeit und dem Einzug ins Pflegeheim verbunden sind. Möglicherweise ist es bei den Damen Weltfreund und Tätig insbesondere die Rolle, anderen zu helfen, die sie nun gegen die Rolle der Empfängerin von Hilfe eintauschen müssen. Somit bleibt die Frage, was Einrichtungen konkret zur Verbesserung der Lebensqualität tun können, offen beziehungsweise wird zurückverwiesen in den Bereich des Individuums. Man kann sie schlicht nicht pauschal beantworten. Aus diesem Grund ist es umso wichtiger, die Menschen in Einrichtungen zu ihrem subjektiven Wohlbefinden zu befragen, zu erfahren, was ihnen wichtig ist und was ihrem Leben Sinn und Bedeutung verleiht.

Allerdings gilt das in besonderem Maße für Pflegeeinrichtungen, die in den sechs Dimensionen gut aufgestellt sind. Im Rahmen unserer Recherche für die Diplomarbeit sind wir in eine Einrichtung geraten, die objektiv schlecht war. Die Gestaltung der Räumlichkeiten war lieblos, wir haben kaum Personal gesehen und die Bewohner saßen, teilweise mit Bauchgurten am Rollstuhl festgebunden, ohne Ansprache in kahlen Räumen. Besonders deprimierend war der Sachverhalt, dass in einem solchen Raum der Fernseher lief, mehrere Bewohnerinnen jedoch mit ihrem Rollstuhl so platziert waren, dass sie nicht die Möglichkeit hatten, etwas von dem Programm mitzubekommen. Uns war klar, dass wir in dieser Einrichtung keine Untersuchung zur Lebensqualität durchführen können. Und ich kann nach 25 Jahren in der Altenhilfe bis heute nicht fassen, dass es solche Einrichtungen überhaupt geben kann und darf. An einem Ort ohne Freundlichkeit, in Räumen, die Kälte und Gleichgültigkeit ausstrahlen, muss eine Person über sehr starke innere Ressourcen verfügen, um sich wohl zu fühlen. Davon kann man bei pflegebedürftigen Personen nicht ausgehen. Sie sind in hohem Maße abhängig von Bedingungen der Umgebung.

Aus dem Abgleich der objektiven Bedingungen mit dem subjektiven Wohlbefinden von Bewohnerinnen und Bewohnern lassen sich also vorsichtig die folgenden Hypothesen ableiten:

- Wenn eine Person starke Bewältigungsressourcen, ein hohes Maß an Autonomie und Selbständigkeit hat, nimmt die Bedeutung der Umgebung Heim für das subjektive Wohlbefinden ab.
- Wenn eine Einrichtung sehr gute Umgebungsbedingungen bietet, ist der Einfluss auf das subjektive Wohlbefinden schwierig nachzuweisen. Die Personen, die dort leben, könnten weniger absorbiert sein von widrigen Umgebungsbedingungen und sich damit mehr ihrer inneren Zufriedenheit oder ihrem inneren Leid zuwenden.
- Wenn eine Einrichtung objektiv schlecht ist, ist der Einfluss auf das subjektive Wohlbefinden der Bewohnerinnen und Bewohner bereits per Augenschein nachzuweisen, insbesondere bei Personen, die aufgrund körperlicher, geistiger, psychischer oder sozialer Einschränkungen in besonderem Maße von der Umgebungsqualität abhängig sind.

Tabelle 8 verdeutlicht den Zusammenhang.

Tab. 8:
Umgebungsfaktoren und innere Stärke

Umgebung			
	gut	eher geringes subjektives Wohlbefinden	sehr hohes subjektives Wohlbefinden
	schlecht	kaum subjektives Wohlbefinden	eher hohes subjektives Wohlbefinden
		schlecht	**gut**
		Innere Stärke und wenig Unterstützungsbedarf	

Wenn die dargestellte Hypothese zutrifft, lässt sich daraus schließen, dass die Bedeutung der Einrichtungsqualität zunimmt, umso weniger innere und äußere Ressourcen eine Person hat, der Einfluss auf das subjektive Wohlbefinden jedoch schwieriger nachzuweisen ist, je besser die Qualität der Einrichtung ist.

6   Die Lebensqualität verbessern

Das folgende Kapitel bietet einen Baukasten für Einrichtungen, um das Thema Lebensqualität umzusetzen. Im ersten Teil stelle ich das Instrument L.I.S.A.[3] vor, dass ich auf der Grundlage der Diplomarbeit entwickelt habe. Es bietet die Möglichkeit einer umfassenden Bestandsaufnahme zur Verwirklichung der sechs Dimensionen in Ihrer Einrichtung und zur Ermittlung des subjektiven Wohlbefindens der Bewohnerinnen und Bewohner. Beide Instrumente dürfen intern von Einrichtungen genutzt werden. Eine kommerzielle Nutzung oder Weiterverbreitung des Instruments L.I.S.A. oder von Teilen oder Inhalten daraus widerspricht dem Urheberrecht und wird von mir juristisch verfolgt. Im zweiten Teil des Kapitels bekommen die Einrichtungen eine Handreichung zur Umsetzung eines Veränderungsprojekts zum Thema Lebensqualität. Hier vermittle ich Anregungen zu den sechs Dimensionen, die bei der Umsetzung eines Projekts als Inspiration und Hilfe dienen mögen.

6.1   Instrument zur Erfassung der Lebensqualität in der stationären Altenhilfe L.I.S.A.

Das Instrument zur Erfassung der Lebensqualität in der stationären Altenhilfe ermöglicht eine umfassende Bewertung der Lebensqualität in der Einrichtung, die Reflexion der eigenen Arbeit und das Aufmerksam-Werden auf Handlungsspielräume und Verbesserungspotenziale. Es besteht aus zwei Elementen:

- Die Strukturerhebung zur Ermittlung der objektiven Lebensbedingungen
- Den Interviewleitfaden zur Ermittlung des subjektiven Wohlbefindens der Bewohnerinnen und Bewohner, die sich verbal äußern können, bzw.

---

3   Das Instrument L.I.S.A. ist urheberrechtlich geschützt und darf nur intern und zu nicht kommerziellen Zwecken genutzt werden.

den Beobachtungsleitfaden für die Erfassung von Verhaltensmerkmalen zum subjektiven Wohlbefinden bei Bewohnerinnen und Bewohnern, die sich nicht mehr verbal äußern können

Die Strukturerhebung bezieht sich auf die objektive Lebensqualität in der Einrichtung; das Interview erfasst den Blick der Person auf ihr Leben in der Einrichtung. Dabei geht es zum einen um eine Bewertung des Lebens in der Einrichtung und zum anderen darum, was der jeweiligen Person grundsätzlich wichtig ist. Die Lebensqualität wird somit aus allen Perspektiven erfasst, und die Bewohnerinnen und Bewohner erhalten eine eigene Stimme und werden gehört.

6.1.1 Strukturerhebung

Die Strukturerhebung dient dazu, die objektive Lebensqualität in einer Einrichtung zu ermitteln und zu bewerten. Der hierzu entwickelte Strukturerhebungsbogen basiert auf den vorgestellten wissenschaftlichen Erkenntnissen im Hinblick auf die Lebensqualität von Bewohnern in Pflegeeinrichtungen. Der Strukturerhebungsbogen befindet sich im Anhang. Er enthält die Leitfragen zu den Dimensionen der Lebensqualität. Der Strukturerhebungsbogen sollte von einer feststehenden Gruppe bearbeitet werden, deren Teilnehmer aus allen Bereichen der Einrichtung kommen, zumindest jedoch Hauswirtschaft, Sozialdienst und Pflege. Die Gruppe beantwortet gemeinsam die Fragen und kann den Grad der Erreichung mit bis zu fünf Punkten bewerten. Die Punktebewertung hilft, das Thema für das Veränderungsprojekt auszuwählen. Und darüber hinaus kann das Ergebnis bei späteren Bewertungen als Referenzwert dienen und so eine Entwicklung nachvollziehbar machen.

6.1.2 Bewohnerinterviews

Das Bewohnerinterview dient dazu, das subjektive Wohlbefinden der Person und ihre Zufriedenheit in der Einrichtung zu ermitteln. Es ist empfehlenswert, die Bewohnerinterviews aufzuzeichnen. Erfahrungsgemäß geht viel verloren, wenn lediglich mitgeschrieben wird, und die Mitschrift ist immer eine Interpretation. Noch wichtiger ist jedoch, dass die Bewohnerinnen und Bewohner durch die Aufzeichnung der Interviews wirklich eine Stimme bekommen. Sie werden im eigentlichen Wortsinn gehört. Sowohl das Interview selbst als auch das Nachhören der Interviews kann sehr beeindruckend sein. Durch die intensive themenzentrierte Gesprächssituation erleben die Interviewer die Bewohner auf eine sehr andere, in der Regel umfassendere Weise, als es im Alltag der Fall ist. In der Interviewsituation begegnen sich Mitarbeiter und Bewohner auf Augenhöhe, da hier kein Hilfsdienst an einer hilfsbedürftigen Person verrichtet wird, sondern die Bewohnerin oder der Bewohner die aktive Rolle inne hat und der Interviewer nur zuhört.

Das Bewohnerinterview kann und soll grundsätzlich auch mit demenzkranken Personen geführt werden. Ich habe das Projekt erstmals in einer Hausgemeinschaft für demenziell erkrankte Menschen umgesetzt. Dort konnte der größte Teil der, teils schwer demenzkranken, Bewohnerinnen und Bewohner die Fragen so beantworten, dass Informationen daraus gewonnen werden konnten. Bei wenigen Personen war zu beobachten, dass sich die kognitive Kapazität während der Interviews deutlich verbesserte. Es ist also auf jeden Fall sinnvoll, ein Interview zu versuchen, wenn eine demenzkranke Person noch über einen Rest von Sprachfähigkeit verfügt. Sollte sich eine Person gar nicht mehr verbal äußern können, besteht die Möglichkeit, das Interview auch mit einer engen Bezugsperson zu führen. Allerdings besteht hierbei die Gefahr, dass die Perspektive der Bezugsperson im Mittelpunkt steht und nicht die der betroffenen Person. Grundsätzlich sollte das Interview auch mit demenzkranken Bewohnern erprobt werden.

- Das Interview sollte von Mitarbeitern geführt werden, die täglichen Kontakt zu den Bewohnerinnen und Bewohnern haben.
- Der Interviewteilnehmer ist über den Anlass und den Inhalt des Interviews informiert.
- Der Interviewteilnehmer ist über die Aufzeichnung des Interviews informiert.
- Eine Einwilligung zum Interview liegt ausdrücklich vor.
- Der Teilnehmer kann das Interview jederzeit beenden.
- Das Interview findet in einem geschützten, diskreten Rahmen statt (Bewohnerzimmer, Besprechungsraum).
- Es kann hilfreich sein, für das Interview Privatkleidung zu tragen und keine Dienstkleidung.
- Idealerweise wird das Interview nur von einer Person geführt, um eine vertrauensvolle Atmosphäre zu schaffen.

Grundsätze Interview

6.2 Veränderungsprojekt

Auf der Grundlage der Strukturerhebung können Einrichtungen ein Veränderungsprojekt zum Thema Lebensqualität umsetzen. Hierzu ist es sinnvoll, bereits für die Beantwortung des Strukturfragebogens eine feste, bereichsübergreifende Projektgruppe zu installieren, die sich regelmäßig trifft und deren Teilnehmer als Multiplikatoren der Arbeitsergebnisse in die Bereiche fungieren. Wichtig ist bei der Umsetzung, wie bei allen Projekten, dass die Einrichtungsleitung das Projekt explizit fördert und unterstützt und frühzeitig eventuell bestehende Grenzen aufzeigt. Hierzu ist es auch sinnvoll, vorher eine Kostenberechnung oder ein Budget aufzustellen. Trifft die Arbeit der Projektgruppe auf keine Resonanz in der Einrichtung und werden die entwickelten Themen nicht von der Leitung aufgegriffen und umgesetzt, werden die Teilnehmer der Projektgruppe eher frustriert reagieren, und das Projekt ist eine Verschwendung von Ressourcen.

Wenn die Projektbedingungen günstig sind, die Einrichtungsleitung die Arbeit der Gruppe unterstützt und Lebensqualität in der Einrichtung einen hohen Stellenwert besitzt, ist ein Veränderungsprojekt ein Instrument der Organisationsentwicklung, das dazu beitragen kann, dass die Zufriedenheit der Bewohnerinnen und Bewohner, die Versorgungsqualität und die Zufriedenheit und die Kompetenzen der Mitarbeiter sich deutlich positiv entwickeln. Ein Beispiel für eine sehr gelungene Umsetzung möchte ich kurz vorstellen.

Projekt Lebensqualität im Seniorenzentrum Spitalhof Münchingen

Umsetzung Das Seniorenzentrum Spitalhof Münchingen arbeitete von 2012 bis 2014 an einem Projekt zur Verbesserung der Lebensqualität. Den Projektauftakt bildete die Schulung aller Mitarbeiter zur Lebensqualität in Pflegeeinrichtungen. Zeitgleich wurde eine bereichsübergreifende Projektgruppe gebildet. Diese begann ihre Arbeit mit der Strukturerhebung zur Bewertung der objektiven Lebensqualität. Daraus wurden zwei Veränderungsprojekte abgeleitet. Das erste Teilprojekt bestand in der stärkeren Ausrichtung der Mahlzeitengestaltung an den Wünschen und Bedürfnissen der Bewohnerinnen und Bewohner. Hierzu wurde die Kommunikation zwischen Hauswirtschaft und Pflege verbessert und eine neue Ernährungsbiografie umgesetzt, die seitdem auch an die Hauswirtschaft gegeben wird. Zur Sensibilisierung der Mitarbeiterinnen in Hauswirtschaft und Pflege inszenierte die Projektgruppe zudem ein humorvolles »Lehrstück« über eine gelungene und eine weniger gelungene Mahlzeitensituation. Das zweite Teilprojekt befasste sich mit dem Heimeinzug. Der Heimeinzug ist für pflegebedürftige Menschen eine besonders sensible Phase. Je höher der Grad an Kontrolle und Selbstbestimmung über das Geschehen ist, umso besser gelingt die Übersiedlung. Um herauszufinden, was Wohnen für die Bewohnerinnen bedeutet, wurde eine Befragung mit 29 Bewohnern durchgeführt. Die Ergebnisse wurden im Rahmen einer Vollversammlung bekanntgegeben.

Das Projekt L.I.S.A. war von Anfang an so angelegt, dass die gesamte Mitarbeiterschaft in die Umsetzung einbezogen war. Über die Schulungen und die Vollversammlung zur Vorstellung der Teilprojekte wurden alle Mitarbeiter erfasst. Die Projektgruppe bestand aus einem festen Kern von fünf Mitarbeiterinnen aus den Bereichen Pflege, Hauswirtschaft und Soziale Betreuung. Die Mitglieder der Projektgruppe dienten zugleich als Multiplikatoren für die Arbeit der Gruppe und nahmen im Verlauf des Projekts eine wichtige Rolle in der Sensibilisierung und Einforderung der erarbeiteten Ergebnisse und Werte ein. Da die Umsetzung gemeinsamer

Werte als Arbeitsthema im Seniorenzentrum Spitalhof Münchingen bereits gut etabliert war, gab es auf Seiten der festen Mitarbeiterschaft wenig Widerstände. Neu eingestellte Mitarbeiter aus dem Pflegebereich reagierten jedoch anfangs gelegentlich mit Irritationen auf die ausgeprägt bewohnerbezogene Arbeitsweise und mussten geschult und sensibilisiert werden.

Die Umsetzung des Projekts L.I.S.A. über den Zeitraum von zweieinhalb Jahren war im Grunde ein umfassender Organisationsentwicklungsprozess. Die Wirkung des Projekts erstreckt sich auf Mitarbeiter und Bewohner. Sie lässt sich am besten beschreiben mit dem Bild eines Mosaiks, das aus vielen kleinen Steinchen ein Gesamtbild ergibt. Einige dieser Steinchen sollen im Folgenden kurz vorgestellt werden.

Ergebnisse

Wohnen

Das Maß an Eigenmöblierung und die Sensibilität für die Privatsphäre haben deutlich zugenommen. Bewohner können sich beim Einzug ihre Wandfarbe selbst aussuchen, und die Einrichtung fördert die individuelle Gestaltung der Zimmer gezielt. Um individuelle Wünsche stärker berücksichtigen zu können, werden wesentliche biografische Daten heute bereits vor dem Heimeinzug erfasst und weitergegeben. Es wurde ein Flyer für Mitarbeiter und Angehörige entwickelt, um für die Bedeutung des Wohnens zu sensibilisieren. Ein schönes Beispiel für selbstbestimmtes Wohnen ist eine »griechische Wand«, die sich eine neue Bewohnerin griechischer Abstammung gewünscht hat und die von einer Mitarbeiterin der Sozialen Betreuung liebevoll umgesetzt wurde.

Selbständigkeit

Anamnese und Pflegeplanung werden heute im Bewohnergespräch entwickelt. So konnte eine Bewohnerin ihre Kontinenz wiedererlangen, und etliche Bewohner haben ihre Mobilität zurückgewonnen. Mobilität bildet heute einen eigenen Schwerpunkt in der Konzeption. So wurden letztes Jahr Outdoor-Sportgeräte angeschafft, deren Benutzung durch eine Mitarbeiterin der Sozialen Betreuung mit Übungsleiter-Ausbildung mehrfach wöchentlich begleitet wird. Hinzu kommen Motomed-Geräte und spezielle Gymnastikangebote für Demenz- und Parkinsonpatienten.

Selbstbestimmung und Autonomie

Durch die Auseinandersetzung mit diesen Werten über zweieinhalb Jahre ist es heute selbstverständlich, die Bewohner nach allem zu fragen und Bedürfnisse sehr individuell zu befriedigen. Die Auswirkungen der deutlichen Bewohnerorientierung zeigen sich in allen Bereichen der Einrichtung und werden eher im Allgemeinen und an vielen Kleinigkeiten im Alltag deutlich. Beispielsweise am schriftlichen Hinweis, dass eine bestimmte Pflanze ausschließlich von einer bestimmten Bewohnerin versorgt wird.

Was ist gut und was ist schlecht gelaufen? Was könnte verbessert werden?

Die intensive Arbeit mit Werten hat die Mitarbeiter deutlich für individuelle Wünsche und Bedürfnisse sensibilisiert. Die Mitarbeiter, insbesondere die Projektgruppenmitglieder und Pflegefachkräfte, identifizieren sich stark mit dem Projekt und den damit verbundenen Errungenschaften. Die Zusammenarbeit der einzelnen Bereiche und der Teamgeist innerhalb der Bereiche haben sich spürbar verbessert, sodass das Projekt eine deutlich integrative und motivatorische Wirkung zeigte. Aus allen Bereichen meldeten die Mitarbeiter anfangs eine spürbare Arbeitsverdichtung, die mit der Berücksichtigung individueller Wünsche verbunden war. Die Heimleitung reagierte darauf mit der Entlastung der Pflege von pflegefernen Tätigkeiten durch die Einstellung von Wohngruppenhelfern. Die Entlastung wird von den Pflegenden spürbar wahrgenommen, auch wenn die Fachkraftquote sich zugunsten der Wohngruppenhelfer leicht reduziert hat.

Rückmeldungen der Teilnehmer der Projektgruppe zum Projekt

- Die Wertschätzung der Arbeit wird gezeigt, zum Beispiel durch Mitarbeiterwochen, eine Tüte Gummibären, ein Lächeln oder eine Umarmung der Bewohner.
- Die Kollegen schauen aufeinander und helfen sich. Man springt füreinander ein.
- Durch ausführliche Informationen über das L.I.S.A.-Projekt gibt es allgemein mehr Verständnis für die Bewohner.
- Die Stimmung hat sich verbessert.
- Positive Resonanz von Angehörigen
- Mehr Informationen zwischen den Mitarbeitern, z. B. bei der Übergabe
- Mehr Spaß bei der Arbeit/keine Angst, zur Arbeit zu fahren
- Schwierige Bewohner werden gemeinsam versorgt.
- Auf das Wohlbefinden der Mitarbeiter wird verstärkt geachtet.
- Ich bin bei einer Person und kann dann meine Aufmerksamkeit nur dieser Person zuwenden.
- Ich frage mehr nach, ob noch Wünsche offen sind.
- Die Privatsphäre der Bewohner ist wichtiger geworden.
- Ich habe mehr Kontakt zu Angehörigen.
- Ich kann mich mehr in die Bewohner hineinversetzen und versuche während meiner Arbeit wirklich, die Bewohnerwünsche sofort zu erfüllen.
- Ich gehe auf Mitarbeiter zu, bei denen ich Verbesserungsbedarf hinsichtlich L.I.S.A. sehe und spreche sie darauf an.

- Ich habe die Änderungen wahrgenommen, und sie fließen automatisch und unbewusst mit ein. Neues nehme ich neugierig auf.
- Die Energie der Mitarbeiter und Leitung ist ansteckend und macht Freude.

6.3 Anregungen zu den Dimensionen für Lebensqualität

6.3.1 Anregungen zum Wohnen

- Inwieweit vermitteln Architektur und Einrichtung Wohnlichkeit und Gemütlichkeit?
- Wie werden Bewohner in die Gestaltung ihres Wohn- und Lebensbereichs einbezogen? Bitte kurz beschreiben.
- Inwieweit ist Eigenmöblierung der Zimmer durch die Bewohner möglich? Gibt es hier Verbesserungspotenzial? Was kann getan werden?
- Erhalten Bewohner auf Wunsch einen Zimmerschlüssel?
- Sind die Kleiderschränke abschließbar, und erhalten Bewohner auf Wunsch die Schrankschlüssel?
- Wie kann im Doppelzimmer ein höheres Maß an Privat- und Intimsphäre erzielt werden?
- Gibt es Rückzugsmöglichkeiten außerhalb des Zimmers? Bitte kurz beschreiben.
- Gibt es für Bewohner einen Ort und die Möglichkeit, Gäste zu bewirten?
- Gibt es Gästezimmer für Angehörige?

Leitfragen zum Wohnen

Bei der Auseinandersetzung mit der Wohnqualität kommt dem Heimeinzug eine zentrale Bedeutung zu. Heime gewähren oder fördern heute nahezu ausnahmslos die individuelle Möblierung. Demgegenüber ist die Zahl der Personen, die das Angebot annehmen noch immer gering. Eine Ursache dafür ist das fehlende Wissen der betroffenen Personen selbst und ihrer Angehörigen über die Wichtigkeit der Wohnqualität. Oft erfolgt der Einzug in eine Pflegeeinrichtung aufgrund einer gesundheitlichen Krise und alles muss schnell gehen. In der Folge davon unterliegt der Heimeinzug zumeist rationalen Erwägungen. Etwas »Unausweichliches« bewusst zu gestalten, scheint zunächst abwegig. Hauptsache, man findet schnell einen Heimplatz. Für die betroffenen Personen kann dies jedoch bedeuten, über einen langen Zeitraum in einer Art Dauerprovisorium zu leben. Das Bewohner-

Eigenmöblierung

135

zimmer wird zur Wartehalle auf die, oftmals vergeblich, erhoffte Rückkehr nach Hause – oder auf den Tod.

Wohnen bereits vor Heimeinzug thematisieren

Um es Menschen zu ermöglichen, in der Einrichtung heimisch zu werden, ist es sinnvoll, das Thema Wohnen bereits im Vorfeld des Heimeinzugs zu platzieren. Manche Einrichtungen sind sehr frei in der Verwendung eigener Möbel und stellen ausschließlich das Bett. Zukünftige Bewohnerinnen und Bewohner sollten dazu angeregt werden, sich zu überlegen, was an ihrem Besitz ihnen besonders am Herzen liegt, womit und an welchen Orten sie sich beschäftigt haben, wie sie ihren Alltag in der eigenen Wohnung verbracht haben. Wichtig sind auch die kleinen und unscheinbaren Dinge. Vielleicht ist es die alte Kommode, die Vertrautheit erzeugt, vielleicht die Bücher oder Schallplatten, vielleicht die Fotosammlung der Lieben. Ich empfehle auch Alltagspraktisches, wie eine Kaffeemaschine, das eigene Geschirr oder die eigene Bettwäsche. Manche Einrichtungen lassen zukünftige Bewohner über die Wandfarbe entscheiden. In einer Einrichtung haben die Bewohner selbst die zukünftige Bettwäsche ausgesucht. Erfolgt der Heimeinzug, wie in den letzten Jahren zunehmend häufiger, relativ unvorbereitet direkt aus dem Krankenhaus, ist es gleichermaßen wichtig, auf das Mitbringen eigener Dinge zu achten.

Das Bewusstsein der Mitarbeiter stärken

Doch auch auf Seiten des Personals ist das Wissen um die Bedeutung des Wohnens nicht immer vorhanden. Manche Bewohnerzimmer sind nach eher zweckrationalen Erwägungen gestaltet. Nicht selten enthalten sie ein Sammelsurium aus Pflegematerialien und Pflegehilfsmitteln, wodurch der private Raum auch noch territorial durch die Insignien der Pflege besetzt ist. Heute klopfen Pflegepersonen in der Regel an, bevor sie ein Zimmer betreten. Doch:

- Wie lange warten sie, bis sie dann eintreten?
- Gilt das auch für Mitarbeiter der Reinigung oder Hauswirtschaft?
- Stehen Zimmertüren offen?
- Oder die Toilettentüre, während gepflegt wird oder Bewohner die Toilette benutzen?
- Bekommen Bewohnerinnen und Bewohner einen Zimmer- oder Schrankschlüssel?

Ein Problem liegt darin, dass Mitarbeiterinnen von Pflegeeinrichtungen sich wie selbstverständlich durch ihren Alltag und ihre Arbeitsabläufe bewegen. Für uns »Professionelle« erscheint das als selbstverständlich und normal, was für die Menschen, die in der Einrichtung leben, zunächst einen Ausnahmezustand bedeutet. Wir sollten lernen, die »Welt Pflegeheim« mehr durch die Brille von Bewohnerinnen und Bewohner zu sehen. Dazu kann es sinnvoll sein, die alten Menschen einfach danach zu fragen.

Bewohnerinterview zum Wohnen

- Was bedeutet »zu Hause« für Sie?
- Was trägt dazu bei, dass Sie sich in der Einrichtung zu Hause fühlen?

- Was benötigen Sie, um sich hier zu Hause zu fühlen?
- Inwieweit verfügen Sie über Intim- oder Privatsphäre, und wie geht es Ihnen damit?

Pflegeeinrichtungen sollten sich zudem der Herausforderung stellen, Bewohnerinnen und Bewohnern in ihren Zimmern Privatheit zur Verfügung zu stellen. Dies könnte beispielsweise über Schilder mit der Aufschrift »Bitte nicht stören« erfolgen. Manche Bewohnerzimmer verfügen über einen kleinen Eingangsbereich mit einer weiteren Türe. Sinnvoll ist auch ein Briefkasten an der Zimmertüre, denn das Briefgeheimnis gehört natürlich auch zur Privatheit. Wenn im Doppelzimmer Privatheit nicht zu erzielen ist, kann ein kleines, freundlich eingerichtetes Zimmer Rückzugsmöglichkeiten oder die Möglichkeit, Besuch zu empfangen, bieten. Bewohner wünschen sich auch zusätzliche Räumlichkeiten, etwa Gästezimmer für Besuch, der von weit her kommt, oder ein Café oder einen anderen Raum, in dem man sich ungestört unterhalten kann.

Privatheit und Rückzug

6.3.2 Anregungen zu Gesundheit und Selbständigkeit

- Wie hoch ist die Fachkraftquote in Ihrer Einrichtung?
- Nach welchem Pflegeorganisationssystem arbeiten Sie?
- Nutzen Sie spezielle Assessment-Instrumente, um die Kompetenzen und pflegerischen Bedürfnisse der Bewohner einzuschätzen?
- Gibt es Konzepte, um die Mobilität oder Selbständigkeit von Bewohnern zu fördern oder zu erhalten? Bitte kurz beschreiben.
- Beschreiben Sie Ihre gesundheitsfördernden Angebote, etwa Gymnastik oder Sturzprophylaxe.
- Wie viele Bewohner gibt es, die niemals das Bett verlassen?
- Welche Fachärzte kommen regelmäßig in Ihre Einrichtung?
- Mit welchen Therapeuten kooperieren Sie?
- Wie sichern Sie den Informationsaustausch mit den jeweiligen Therapeuten?
- Sind Beleuchtung und Böden auf Seh- und Hörbeeinträchtigungen der Bewohner abgestimmt (Tageslicht, Entspiegelung, Dämmung)? Bitte kurz beschreiben.

Leitfragen zur Selbständigkeit und Gesundheit

Pflegeheime sind aufgrund ihrer baulichen und personellen Ausstattung prädestiniert, die Gesundheit und Selbständigkeit der Menschen zu fördern, die dort leben. Dies gelingt in der Praxis umso besser, je eindeutiger sich die Einrichtung auf dieses Ziel hin ausrichtet. Dazu gehört zunächst, eine klare Vorstellung der Rollen und Tätigkeitsfelder der einzelnen Berufsgruppen in der Einrichtung zu entwickeln. In meiner Praxis erlebe ich häufig, dass diese Rollen nicht eindeutig definiert sind und dadurch zielgerichtete Arbeit erschwert wird oder, im schlimmsten Fall, Konflikte zwischen den Tätigkeitsfeldern entstehen. Insbesondere in Einrichtungen, die sogenannte

Die Rolle der Pflege in der Einrichtung definieren

Hausgemeinschaften installiert haben, sind in der Regel hauswirtschaftliche Mitarbeiterinnen in Pflegetätigkeiten eingebunden. Hier ist prozesshafte und ergebnisorientierte Pflege nur schwer umzusetzen, wenn die unterschiedlichen Rollen nicht geklärt und die Weisung im Bereich der pflegerischen und hauswirtschaftlichen Tätigkeiten nicht eindeutig definiert ist. In diesem Zusammenhang kann es sinnvoll sein, die vorhandenen Leitbilder nochmal anzusehen, vielleicht auch ein Leitbild für die Hauswirtschaft oder den Bereich der Beschäftigung und Aktivierung zu entwickeln und die bewohnerzentrierte Zusammenarbeit der unterschiedlichen Bereiche festzulegen.

Mögliche Fragen zur bewohnerzentrierten Zusammenarbeit

- Worin bestehen die wesentlichen Ziele des pflegerischen/hauswirtschaftlichen/Betreuungs-Handelns in der Einrichtung? (Leitbild)
- Wie erfahren die jeweiligen Bereiche etwas über die Bedürfnisse der Bewohnerinnen und Bewohner?
- Worin liegen Verantwortlichkeiten und Aufgaben im Bereich Pflege/Hauswirtschaft/Soziale Betreuung?
- Welche anderen Bereiche bewegen sich mit welchen Tätigkeiten in der Sphäre der anderen Bereiche?
- Wie ist bei solchen bereichsübergreifenden Tätigkeiten die Weisung geregelt?
- Auf welche Weise ist der Informationsfluss zwischen den Bereichen in Bezug auf konkrete Bewohner geregelt?
- Erfolgt eine gemeinsame, übergeordnete Zielsetzung für den einzelnen Bewohner?

Qualifizierung aller Tätigkeitsbereiche

Die Arbeit mit pflegefachlichen Konzepten erfordert, so wie jede Art von Tätigkeit mit pflegebedürftigen Menschen, Wissen und Fertigkeiten. Es gibt eine unüberschaubare Zahl an Studien, die belegen, dass Gesundheit und Wohlbefinden der pflegebedürftigen Menschen, die Qualität der pflegerischen Arbeit und die Qualifikation der Pflegenden in einem unmittelbaren Zusammenhang stehen: Pflegebedürftige Personen verhalten sich selbständiger, erhalten mehr Autonomie, sind seltener mangelernährt und besser mit Schmerzmitteln versorgt; Demenzkranke bekommen weniger Psychopharmaka, wenn Pflegepersonen besser qualifiziert und zu dem jeweiligen Thema gebildet sind.

Gerade wenn Mitarbeiter aus anderen Tätigkeitsfeldern, etwa der Hauswirtschaft, mehr mit pflegebedürftigen Personen zu tun haben, indem sie pflegerische Dienstleistungen erbringen oder das Essen servieren und begleiten, können Unsicherheiten entstehen und wichtige Informationen untergehen. Es ist daher sinnvoll und wichtig, Mitarbeiter zu bilden und zu schulen, die über keine fachspezifische Ausbildung verfügen. Besonders sinnvoll für diesen Personenkreis sind Schulungen zu Demenz, zur Haltung gegenüber und zum Umgang mit pflegebedürftigen Personen, zur Zurückhaltung der eigenen Helferimpulse, zu Techniken der Bewegungsförderung und zur Dokumentation.

Um Gesundheit und Selbständigkeit zu fördern, müssen Pflegende in der Lage sein, zu erkennen, über welche Fähigkeiten eine Person verfügt. In der Praxis ist unsere Berufsgruppe darauf festgelegt, Probleme zu finden, und dann darauf, eine Pflegeplanung aufzubauen. Wenn ich als Pflegeperson davon ausgehe, dass jede Person in jeder Situation ihres Lebens kompetent ist, fällt es mir leichter, die Person als Partner anzusehen und nicht als Objekt meiner pflegerischen Fürsorge. Dieser Blick beschert auch mir im Alltag manchmal wunderbare Überraschungen. Denn natürlich habe auch ich immer wieder die Defizitbrille auf und bin dann überrascht, wenn mir eine Person, von der ich es eigentlich nicht erwartet hatte, eine klare Antwort gibt oder mit etwas Unterstützung gegen jede Erwartung aus ihrem Rollstuhl aufsteht. Sinnvoll ist es auch, sich dessen bewusst zu sein, dass die Kompetenzen älterer pflegebedürftiger Menschen immer auch das Konstrukt einer bestimmten Situation oder einer sozialen Konstellation sind. Pflege ist immer auch die Kunst, Räume zu schaffen, innerhalb derer Kompetenzen pflegebedürftiger Menschen sich zeigen können. Für eine Änderung der Blickrichtung schlage ich die folgende Übung vor:

Kompetenzen statt Probleme finden

Stellen Sie sich eine Bewohnerin oder einen Bewohner vor, die oder der nach Ihrer Ansicht nur noch ganz wenig bis gar nichts tun kann. Nun nehmen Sie sich zehn Minuten Zeit, um alle Fähigkeiten zu finden, über die die Person noch verfügt.

Die Übung ist noch wirksamer, wenn Sie die Person aufsuchen und etwas mit ihr versuchen, was Sie sonst nicht tun, beispielsweise:

- sie sehr gezielt ansprechen und etwas fragen,
- sich mit Namen vorstellen,
- die Person bitten, eine Bewegung auszuführen.

Übung

6.3.3 Anregungen zur Autonomie

- Werden Bewohner an der Erstellung der Pflegeplanung aktiv beteiligt? In welcher Weise geschieht dies?
- Inwieweit können Bewohner ihren Tagesablauf flexibel gestalten?
- Wie lange können Bewohner abends aufbleiben?
- Gibt es Abendangebote? Wie oft und um welche Zeit?
- Zu welchen Zeiten finden die Mahlzeiten statt, besonders das Abendessen?
- Inwieweit haben Bewohner die Wahl, Mahlzeiten nach eigenem Wunsch im Zimmer, im Wohnbereich oder im Speisesaal einzunehmen?

Leitfragen zur Autonomie

- Auf welche Weise erfahren die einzelnen Bereiche etwas über die Wünsche und Bedürfnisse der Bewohner?
- Werden Menschen, die im Pflegerollstuhl sein müssen oder im Bett, ans Tageslicht/in den Garten/auf die Terrasse gebracht?
- Sind alle Orte im Haus und im Garten per Rollstuhl zu erreichen?

Beratung Viele ältere Menschen begründen ihre Ablehnung, in ein Pflegeheim zu ziehen, damit, dass sie befürchten, dort ihre Autonomie einzubüßen. Dies mag sich auch darin begründen, dass Autonomie in unserer individualisierten Gesellschaft ein besonders hohes Gut darstellt. Über sich selbst und seine Bedürfnisse bestimmen zu können, hat viel mit Würde zu tun. Menschen möchten keine Objekte sein. Auch und ganz besonders nicht Objekte einer – wie gut auch immer gemeinten – Fürsorge. Nun ist es ein Leichtes, den Heimen vorzuwerfen, dass sie immer noch zu wenig für die Autonomie ihrer Bewohnerinnen und Bewohner tun. Man kann jedoch nicht außer Acht lassen, dass stationäre Einrichtungen in den letzten Jahrzehnten einiges getan haben, um Bewohnerinnen und Bewohnern mehr Selbstbestimmung und Entscheidungsspielräume zu gewähren. Es ist eine Kunst und hat viel mit Professionalität zu tun, pflege- und hilfebedürftige Menschen nicht oder möglichst wenig in der Bestimmung über ihre eigenen Belange zu beschneiden, und mit Zeit, Ressourcen und benötigten Hilfsmitteln. Dies gilt umso mehr, je stärker eine Person an einer kognitiven Einschränkung leidet oder sich mit autonomen Entscheidungen selbst zu gefährden droht.

Dass Beschneidungen der Selbstbestimmung häufig durch (Für-)Sorge motiviert sind, zeigt auch ein Blick auf Angehörige pflegebedürftiger oder demenzkranker Personen. Wenn die Eltern gebrechlich werden und der Verbleib in der eigenen Wohnung durch Einschränkungen zunehmend schwierig wird, finden sich Kinder oft unvermittelt in der Fürsorgerolle wieder. Entscheidungen orientieren sich dann eher an situativen Dringlichkeiten als an den Wünschen und Bedürfnissen des pflegebedürftigen Elternteils. Pflegeeinrichtungen, die sich die Förderung der Autonomie zum Ziel gesetzt haben, können damit bereits im Vorfeld des Heimeinzugs anfangen.

Kurzzeitpflege als Rehabilitation Angehörige kennen in der Regel nicht die Angebote und Möglichkeiten, die pflegebedürftigen Menschen den Verbleib in der Häuslichkeit ermöglichen. Ebenso wenig können Angehörige Rehabilitationspotenziale älterer Menschen im Anschluss an eine gesundheitliche Krise einschätzen oder ahnen, dass die vermeintliche Demenz, die sich während des Klinikaufenthalts entwickelt hat, sich nach einigen Wochen offenbar als Fehldiagnose herausstellt. Hier fehlt es allzu oft schmerzlich an professioneller Beratung, die sich auch der Bedürfnisse der unmittelbar Betroffenen annimmt. Erweiterte Beratungsangebote rund um den Heimeinzug könnten auch dazu beitragen, dass die zunehmenden Kurzzeitpflegeaufenthalte in Pflegeeinrichtungen zur Rehabilitation der alten Menschen beitragen und vielleicht sogar zurück in die eigene Wohnung führen. Leider ignorieren der

140

Gesetzgeber und die Pflegekassen diese Bedarfe bislang, sodass Pflegeeinrichtungen über kein spezielles Budget für qualifizierte Pflegeberatung verfügen.

Pflegeeinrichtungen haben seit Einführung der Pflegeversicherung viel Zeit damit verbracht, sogenannte Einrichtungsstandards zu entwickeln, die Handlungsabläufe festlegen. Solche Ablaufpläne haben ihre Berechtigung, wenn Handlungsfolgen eingehalten werden müssen, etwa aus Gründen der Hygiene, bei Maßnahmen der Behandlungspflege oder in Notfällen. Immer dann, wenn es darum geht, dass eine pflegebedürftige Person einen individuellen Bedarf oder ein individuelles Bedürfnis hat, ist eine Standardisierung von Handlungsfolgen nicht sinnvoll. Bei komplexeren pflegerischen Angeboten, etwa Sturzprophylaxe, ist sie gar nicht möglich, denn die Gründe und Ursachen für Stürze sind vielfältig und komplex, und Maßnahmen können nur auf die jeweilige Person individuell abgestimmt angeboten werden.

Pflege nach Standard ist kein Merkmal professioneller Pflege

Der Ort, diese Angebote zu definieren, ist die Pflegeplanung. Die Kontrollorgane haben inzwischen eingesehen, dass das Vorhalten sogenannter Pflegestandards kein Qualitätsmerkmal darstellt, und fordern diese heute nicht mehr ein. Sinnvoller, als das Vorhalten solcher Ablaufpläne ist es, jedem Wohnbereich ein aktuelles und umfassendes Pflegelehrbuch zur Verfügung zu stellen, in dem die Fachkräfte direkt nachlesen können, wenn sie zu einem bestimmten Thema eine Frage haben.

Mein Körperpflegestandard: Ich stehe allmorgendlich um 05:00 Uhr auf. Denn Morgenstund hat Gold im Mund, und so habe ich viel vom Tag. Nach fünf Minuten Frühgymnastik auf dem Balkon (bei jedem Wetter) begebe ich mich unter die Dusche. Ich dusche kalt, denn das regt den Kreislauf an und ist gut für die Venen. Anschließend rubble ich mich kräftig ab, um die Effekte der kalten Dusche zu verstärken. Eine Hautpflege mit biologisch angebautem, kalt gepresstem und wohlriechendem Olivenöl rundet die Morgentoilette ab.

Übung

Es ist leicht einzusehen, dass diese Art der Morgentoilette so gesundheitsfördernd ist, dass Sie sie zum Standard in Ihrer Einrichtung erheben. Was denken Sie darüber?

Der Einrichtungs-Körperpflegestandard: Waschen Sie sich einmal morgens selbst exakt nach dem Standard Ihrer Pflegeeinrichtung, falls Sie noch einen haben. Wie fühlen Sie sich dabei?

Wenn Menschen nicht mehr in der Lage sind, Entscheidungen, die ihren Alltag oder ihr Leben betreffen, selbständig zu treffen, wird die ethische Dimension von Pflege deutlich. In der Pflege von Personen mit eingeschränkter Entscheidungsfähigkeit erhält jede Handlung einen ethischen Kontext. Ethik stellt die Frage: »Was ist das Richtige?« – Wie kann ich wissen, was für jemand anderen das Richtige ist? Ist es beispielsweise richtig, eine demenzkranke Dame, die den BH über dem Kleid trägt, zu korrigieren? Oder ist es nicht viel mehr richtig, die Dame nicht auf ihren »Fehler« anzusprechen?

Ethische Kompetenz

Diese Frage kann man, wie alle ethischen Fragen, nicht pauschal beantworten. Es kommt immer darauf an. Beispielsweise, wie wichtig der Person ein korrektes Erscheinungsbild war, auf welche Weise sie »Korrekturen« ihres Verhaltens aufnimmt und verarbeitet; oder darauf, wie die anderen Bewohner in dem Bereich auf ihr unkonventionelles Erscheinungsbild reagieren und wie bedeutsam diese Reaktionen für die alte Dame sind.

Ethische Konflikte belasten Teams und Bewohner

Pflegende sind sich dieser ethischen Dimension ihrer Arbeit wohl bewusst. Ethische Kompetenz ist ein Kernbestandteil professioneller Pflege. Dennoch können Schwierigkeiten in der Umsetzung wertorientierter Pflege auftauchen. Beispielsweise dann, wenn Pflegepersonen oder Kolleginnen aus den anderen Bereichen zu einem Problem unterschiedliche Wertehaltungen einnehmen. Solche ethischen Konfliktsituationen können Teams stark belasten und sind für die betroffenen alten Menschen meist leidvoll. Bei ethischen Konflikten können Werteklärungen sehr hilfreich sein. Werteüberzeugungen sind sehr nahe am Kern einer Person angesiedelt. Abweichende Überzeugungen können deshalb leicht als Verunsicherung oder Kränkung aufgefasst werden. Eine Werteklärung macht allen Beteiligten deutlich, dass es hier kein »Richtig« oder »Falsch« gibt, sondern dass Werte eine Ausprägung von Individualität darstellen. Wenn ich mir meiner eigenen Werte bewusst bin und gleichzeitig weiß, dass andere Personen sich an anderen Werten orientieren, fällt es leichter, dies zu würdigen – und auch divergierende Entscheidungen von pflegebedürftigen Menschen zu achten.

Die folgende Werteklärung kann ein wertvoller Aspekt der Organisationsentwicklung in pflegerischen Teams sein. Eine Werteklärung ist immer sinnvoll im Zusammenhang mit der Entwicklung oder Einführung neuer Konzepte, beispielsweise auch eines Expertenstandards. Oder im Zusammenhang mit Leitbildarbeit. Werteklärungen geben Teams eine gemeinsame Richtung (Elsbernd et al. 2010, S. 98 ff.). Wichtig ist aber, dass die Werte einer pflegebedürftigen Person grundsätzlich stärker zu gewichten sind als vielleicht davon abweichende Werte, auf die man sich geeinigt hat.

Werteklärung

Professionelle Werte in der Pflege

- Förderung von Wohlergehen/Wohlbefinden
- Förderung von Autonomie/Selbständigkeit
- Gerechtigkeit
- Aufrichtigkeit
- Dialogische Verständigung

Leitsätze

Bitte formulieren Sie Leitsätze für Ihr pflegerisches Handeln. Die Leitsätze sollten mit dem Satzanfang beginnen: »Bei der Arbeit mit den Patienten und Patienten ist mir wichtig, dass …«. Sie können bis zu vier Leitsätze formulieren.

Nun tun Sie sich mit einer Kollegin zusammen und diskutieren Ihre Leitsätze und fassen sie zu sieben Leitsätzen zusammen. Orientieren Sie sich bei der Diskussion an folgenden Fragen:

- Warum ist mir das wichtig?
- Was passiert, wenn wir uns nicht daran halten?
- Habe ich schon einmal erlebt, dass dieser Wert im Alltag nicht gelebt/berücksichtigt werden konnte?
- Gibt es Werte, die andere Mitarbeiter im Team vertreten, ich selbst aber nicht? Wenn ja, welche sind das?

Es ist zudem sinnvoll, wenn eine Pflegeeinrichtung sich immer einmal wieder mit ihrem Leitbild auseinandersetzt. Leitbilder können sich ändern, und sie sollten mit Leben gefüllt werden. Dazu kann es gehören, die Leitsätze im Rahmen einer Teambesprechung zu konkretisieren und in Handeln zu übersetzen. Auch ist es sinnvoll, Werte möglichst konkret nach außen, an Angehörige und Bewohnerinnen und Bewohner zu kommunizieren. Wenn deutlich ist, dass es zum Konzept der Einrichtung gehört, demenzkranke Menschen möglichst wenig zu korrigieren, sind Angehörige weniger irritiert, wenn sie in der Einrichtung auf unkonventionelle Situationen treffen, wie über dem Kleid getragene BHs; oder können sich im Zweifel für eine Einrichtung mit einer anderen Werteorientierung entscheiden. Neben dieser Leitbildarbeit können Pflege- und Betreuungspersonen durch ethische Schulungen sensibilisiert werden.

Leitbildarbeit

6.3.4 Anregungen zur Kontrolle

- Wie gehen Sie damit um, wenn ein alter Mensch gegen seinen Willen in die Einrichtung einziehen soll? Welche Möglichkeiten haben Sie, die Person zu unterstützen?
- Verfügen Sie über ein Einzugskonzept? Bitte kurz beschreiben.
- Kommt es, abgesehen von Kurzzeitpflegeaufenthalten, vor, dass Bewohner wieder in ihre Häuslichkeit zurückkehren?
- Wie stärken sie die Kontrolle demenzkranker Personen?
- Wie erfahren Sie etwas über die Bedürfnisse von Bewohnern, die sich nicht äußern können? Bitte möglichst konkret beschreiben; am besten an einem Beispiel.
- Beschreiben Sie kurz Ihre Biografiearbeit.
- Auf welche Weise werden Informationen an Bewohner weitergegeben? Bitte kurz beschreiben.
- Werden Bewohner an der Gestaltung des Heimalltags aktiv beteiligt? Bitte kurz beschreiben.
- Wenden Sie freiheitsentziehende Maßnahmen an? Bitte Arten und Umfang beschreiben.

Leitfragen zur Kontrolle

143

Heimeinzug und Kontrolle

Die Lebensqualität in einer Einrichtung wird höher bewertet, wenn die Betroffenen selbstbestimmt in die Einrichtung eingezogen sind. Im Gegensatz dazu sind Menschen, die über ihren Heimeinzug wenig oder keine Kontrolle hatten, besonders gefährdet. Vor diesem Hintergrund wird deutlich, wie wichtig es ist, dass Pflegeheime neue Bewohner bewusst und strukturiert während der Phase des Heimeinzugs begleiten und dass sie über ein Einzugskonzept verfügen. Neue Bewohnerinnen und Bewohner benötigen in den ersten Wochen nach dem Einzug viel Unterstützung, um sich einzuleben und alles Neue kennenzulernen.

In diesem Zusammenhang ist es auch sinnvoll, eine Strategie zu entwickeln, mit unfreiwilligen Heimeinzügen umzugehen. Nicht immer lässt sich ein Heimeinzug gegen den Willen der betroffenen Person vermeiden. In einigen Fällen aber doch. Einrichtungen tun gut daran, hier eine werteorientierte Haltung zu entwickeln und Angehörige und Betroffene gut zu beraten. Wenn sich der Heimeinzug selbst schon nicht vermeiden lässt, besteht vielleicht immerhin die Möglichkeit, die betroffene Person über das Heim entscheiden zu lassen. Die Betroffenen sollten daher nach Möglichkeit zum Besichtigungstermin mitkommen. Wenn auch das nicht möglich ist, können die Angehörigen Fotos machen, damit sich die betroffene Person ein Bild der Einrichtung machen kann.

Demenz und Kontrolle

Eine weitere Gruppe, die besonders gefährdet ist, Hilflosigkeit zu erleben, ist die Gruppe der tatsächlich oder vermeintlich demenzkranken Personen. Eine Person, die mit der Diagnose Demenz konfrontiert ist, ist stark gefährdet, jegliches Vertrauen in die eigenen Kompetenzen zu verlieren. Doch nicht nur die betroffenen Personen selbst drohen das Vertrauen in ihre Fähigkeiten zu verlieren, den Angehörigen geht es ähnlich. Dann kann schnell die Frage im Raum stehen, ob die an Demenz erkrankte Person noch alleine in ihrer Wohnung leben kann, oder ob der Umzug in eine Einrichtung nicht angemessener wäre. Diesen Vertrauensverlust ihrer Bezugspersonen erleben die Betroffenen häufig als noch belastender. Sie erleben Korrekturen und Kontrollversuche. Es kann sein, dass ab dem Moment der Diagnosestellung die besorgten Angehörigen über das weitere Schicksal der betroffenen Person entscheiden.

Aus diesen Gründen ist es sinnvoll, als Einrichtung zu überlegen, welche Möglichkeiten zur Kontrolle man gerade auch demenzkranken Personen einräumen kann. Wie beispielsweise mit der Ablehnung eines pflegerischen Angebots zu verfahren ist, wie stark man, gemeinsam mit den Betroffenen, Betreuern und Mitarbeitern, Entscheidungsspielräume schaffen und ausdehnen kann. Dabei sind Mut und Kreativität gefragt, wenn es beispielsweise darum geht, ob man einer demenzkranken Person »kleine Fluchten« ermöglichen kann oder ob sogar eine Rückkehr in die eigene Häuslichkeit denkbar ist.

Es ist wichtig, mit der betroffenen Person zu reden und zu planen

Eine wichtige Aufgabe von Pflegeeinrichtungen kann hier darin liegen, gemeinsam mit den Beteiligten zu erkunden, unter welchen Möglichkeiten ein Verbleib in der Häuslichkeit möglich sein kann. Hierzu ist auch eine tiefergehende Diagnostik sinnvoll. Nicht immer ist die Diagnose sicher und konkret. Demenzen können sehr langsam voranschreiten und Fähigkeiten in der gewohnten Umgebung länger erhalten bleiben. Vielleicht kooperiert das Pflegeheim mit einem ambulanten Pflegedienst, der den Verbleib in der eigenen Wohnung mit unterschiedlichen Dienstleistungen flankiert. Doch auch wenn eine Person, die an Demenz erkrankt ist, in der Einrichtung bleibt, ist es wichtig, sie in Entscheidungen einzubeziehen. Dazu ist es sinnvoll, mit den betroffenen Personen zu klären, inwieweit die Demenz thematisiert werden sollte. Manche Menschen möchten sich überhaupt nicht der Tatsache zuwenden, dass sie an einer demenziellen Erkrankung leiden. Für viele ist es jedoch wichtig, etwas über die Krankheit, an der sie leiden, zu erfahren und zu verstehen.

Autonomie bedeutet, die Werte und Bedürfnisse einer Person zu kennen und das pflegerische Angebot an ihnen zu orientieren. Dies ist nicht immer einfach, besonders dann, wenn die betreffende Person keine Auskunft über ihre Werte und Bedürfnisse geben kann, etwa weil sie an einer fortgeschrittenen Demenzerkrankung leidet. Aus diesem Grund kommt der Biografiearbeit, speziell bei demenziell erkrankten Personen, besondere Bedeutung zu. Besonders schön ist es, wenn über eine Bewohnerin oder einen Bewohner eine zusammenhängende Lebensgeschichte vorliegt, idealerweise vielleicht sogar von der Person selbst erzählt. Allerdings fehlt es für solche Biografiegespräche mit Bewohnerin oder Angehörigen oft an der nötigen Zeit. In manchen Einrichtungen übernehmen Schüler oder Betreuungskräfte nach § 87 b diese Gespräche. Es kann aber auch sinnvoll sein, die Angehörigen oder die betroffene Person im Rahmen der Heimaufnahme zu bitten, einen kleinen Text zu verfassen.

Biografiearbeit

Neben der Lebensgeschichte gibt es ein paar weitere Informationen, die zu erfahren besonders sinnvoll ist. So gehört zur Biografie auch die Zeit unmittelbar vor dem Einzug in die Einrichtung. Natürlich sind Menschen geprägt von Erlebnissen, die lange zurückliegen, und es kommt im Rahmen einer Demenz häufiger vor, dass traumatische Erlebnisse aus der Kindheit und Jugend sich aktualisieren. Ebenso bedeutsam ist jedoch der aktuelle Lebensabschnitt. Wenn eine ältere Dame vor acht Wochen einen Schlaganfall erlitten hat und infolgedessen heute in eine Pflegeeinrichtung übersiedelt, dürfte genau diese Situation ausschlaggebend für ihre aktuelle Befindlichkeit sein. In der Biografiearbeit kann es dann darum gehen, wie sie diesen Einschnitt erlebt, welche Gefühle die Ereignisse begleiten, welche Bewältigungsressourcen der Dame zur Verfügung stehen und wie sie den Verlust der Selbständigkeit und der bisherigen Lebenssituation in ihre Biografie integriert. Ebenso wichtig kann es sein, die Wertvorstellungen einer Person zu kennen, zu wissen, was in ihrem Leben wichtig ist und diesem Bedeutung und Sinn verleiht. Diese Auseinandersetzung mit der Person bewirkt, dass Pflege individueller und bedürfnisgerechter wird und sich eher an den Werten der Person orientiert. Dies kann auch dann hilfreich sein, wenn die Person selbst nicht mehr in der Lage ist, Entscheidungen zu treffen.

Auch die jüngste Vergangenheit ist Teil der Biografie

Speziell diese Informationen bekommt man in einigen Fällen nicht von Angehörigen, wenn sie nicht im selben Haushalt gelebt haben. Angehörige demenziell erkrankter Personen berichten häufig, dass sich die erkrankte

Beobachtungen ergänzen die Biografie

Person in der letzten Zeit verändert hat. Nicht immer können Angehörige nachvollziehen, was sich in der Lebensführung oder in den Einstellungen geändert hat und wie es aktuell aussieht. Grundsätzlich sind die betroffenen Personen die besten Auskunftsquellen für ihre eigenen Belange. Werte und Einstellungen können innerhalb einer Familie auch stark divergieren, die Tochter kann zu Körperpflege und Ernährung eine völlig andere Einstellung haben als die Mutter. Daher ist es sinnvoll, bei demenziell Erkrankten, die sich nicht mehr zu ihrer Lebensgeschichte und zu ihren Werten äußern können, kontinuierlich Reaktionen auf bestimmte Situationen und Angebote zu beobachten und auf diese Weise etwas über Einstellungen, Vorlieben, Abneigungen und Werte zu erfahren.

6.3.5 Anregungen zur Aktivität

Leitfragen zur Aktivität

- Beschreiben Sie kurz Ihr Aktivitäten- und Beschäftigungsangebot.
- Gibt es individuelle Planungen im Betreuungsbereich? Wie sehen diese Planungen aus?
- Inwieweit integriert das Betreuungsangebot bezogen auf einzelne Bewohner gesundheitsbezogene Themen wie Gehtrainings oder das Üben anderer funktionaler oder kognitiver Fähigkeiten?
- Auf welche Weise werden bewohnerbezogene Informationen zwischen Pflege, Sozialer Betreuung und Hauswirtschaft ausgetauscht?
- Gibt es für Bewohner die Möglichkeit zur Mitarbeit? In welchen Bereichen?
- Welche Geschäfte sind im Haus oder leicht zu erreichen (Frisör, Café, Bank, Lebensmittelgeschäft)?
- Gibt es Aktivitäten-Angebote speziell für Männer?
- Gibt es in der Einrichtung Heimtiere?
- Inwieweit ist Tierhaltung für die Bewohner möglich?

Seien Sie kreativ!

Viele stationäre Einrichtungen legen in der Gestaltung ihrer Beschäftigungs- und Aktivitäten-Angebote eine erstaunliche Kreativität an den Tag. Das Angebot reicht von Streichelzoos über Mitwirkung an der Heimzeitung, Auftritte renommierter Theater-, Tanz- und Musikensembles, Wohlfühlbädern, die den Namen verdienen, bis hin zu Beauty-Anwendungen und gemeinsamem Kochen. Das kreative Potenzial im Bereich Aktivierung kann für ein Heim, für Mitarbeiter und Bewohner, eine wunderbare Bereicherung des Alltags sein, gerade da, wo es den Heimalltag durchbricht. So kann beispielsweise eine Ausstellung mit Werken eines zeitgenössischen Künstlers zu einer intensiven Auseinandersetzung der Bewohner (und Mitarbeiter) mit Kunst führen, gerade da, wo die Ästhetik der ausgestellten Werke den Geschmack der Rezipienten teilweise verfehlt. Es ist auch Lebensqualität, sich über etwas anderes aufregen zu dürfen als über das Essen.

Freude am Leben!

Zu meinen schönsten beruflichen Erfahrungen zählt neben der Organisation kontroverser Kunstausstellungen die Teilnahme an einem Bewohnerurlaub. Mit meinem damaligen Arbeitgeber ging es mit acht, teilweise erheblich pflegebedürftigen, Bewohnerinnen und Bewohnern und beinahe so vielen Mitarbeitern für eine knappe Woche an den Bodensee. Eine stark gehbehinderte Dame, die unbedingt mit in Urlaub gehen wollte, trainierte im Vorfeld mit ihrer Physiotherapeutin, in den Bus einzusteigen. Ihre Augen leuchteten Jahre später noch, wenn wir auf den Urlaub zu sprechen kamen. Ein demenzkranker Herr, der in der Einrichtung nicht sprach und meist recht lustlos vor seinem Teller saß, begann wieder zu sprechen und sich sein Essen selbst von der Speisekarte auszusuchen, um das tägliche Schnitzel dann mit größter Hingabe zu genießen. Alle Heimbewohner, die an dem Urlaub teilnahmen, erweiterten in dieser Zeit ihr Fähigkeitsspektrum und brachten sich mit Begeisterung in die, teilweise recht anspruchsvollen, Aktivitäten ein. Die zwei am wenigsten eingeschränkten Damen nahmen sogar an einer Fahrt mit dem Tretboot teil. Die meisten erinnerten sich Jahre später noch an die Tage am Bodensee.

Lebensqualität bedeutet, auch mal vergessen zu können, dass man in einer Einrichtung lebt, und Dinge zu tun, die eigentlich alltäglich sind. Eine Einrichtung mietet einmal im Jahr einen Reisebus und fährt mit nahezu allen Bewohnern, auch den schwerst pflegebedürftigen, für einen Tag ins Blaue. Im Sommer wird der Eiswagen bestellt oder ein Wagen mit Grill-hähnchen. In einer anderen Einrichtung gehen die Bewohner regelmäßig zum Griechen im Stadtteil essen. Ob ins Theater, in die Oper, zum Volksfest oder zum Grillen an einen See: Die Einrichtung zu verlassen bedeutet für die Menschen, die in einer Einrichtung leben, auch einen Rollenwechsel. Draußen sind sie keine »Bewohner« mehr. Draußen sind sie Kunden, Ausflügler, Urlauber, Publikum, Restaurantbesucher. Für die meisten Menschen, die in Einrichtungen leben, meint Lebensqualität das, was zwischen den Pflegezeiten geschieht. Damit steckt in den Angeboten der Aktivierung ein riesiges Potenzial für Freude am Leben!

6.3.6 Anregungen zur sozialen Einbindung

- Liegt die Einrichtung im Zentrum der Gemeinde?
- Kommen Menschen in die Einrichtung, die keine Angehörigen dort haben? Warum?
- Welche Kontakte pflegt die Einrichtung mit dem Umfeld (Kirchengemeinde, Vereine, Kindergarten etc.)?
- Beschäftigen Sie ehrenamtliche Mitarbeiter? Was ist deren Aufgabe?
- Auf welche Weise fördern Sie Kontakte der Bewohner untereinander?
- Auf welche Weise beziehen Sie Angehörige oder Bezugspersonen in Ihre Arbeit mit Bewohnern ein? Bitte kurz beschreiben.
- Gibt es spezielle Angebote für Angehörige (Demenzgruppe, Beratungsangebote)? Bitte kurz beschreiben.
- Ist Ihnen Beziehungskontinuität in der Pflege wichtig? Wie gewährleisten Sie dies?
- Beschreiben Sie Ihre religiösen/spirituellen Angebote.

Leitfragen zur sozialen Einbindung

Heimeinzug ist auch für Angehörige ein Problem

Unterschiedliche Studien belegen, dass die Lebensqualität von Heimbewohnern steigt, wenn sie regelmäßige Kontakte zu Angehörigen oder anderen für sie wichtigen Bezugspersonen pflegen können. Allerdings stellt der Umzug ins Pflegeheim nicht nur für alte Menschen selbst, sondern auch für Angehörige häufig ein schmerzhaftes Erleben dar. Kinder fühlen sich verantwortlich für das Wohlergehen ihrer Eltern und erleben es nicht selten als persönliches Versagen, wenn ein Elternteil in eine Einrichtung übersiedelt. Sie haben ein schlechtes Gewissen. Hinzu kommt, dass Besuche bei der pflegebedürftigen Person schwierig und schmerzlich sein können. Angehörige berichten von Hilflosigkeit und darüber, dass sie nicht recht wissen, was sie mit der Person anfangen sollen, und dann nach einer halben Stunde betretenen Schweigens wieder gehen. Es ist daher empfehlenswert, Angehörige bereits im Zuge des Heimeinzugs zu informieren, welche Möglichkeiten der Zeitgestaltung bestehen. Sind Besuche beispielsweise auch in den späteren Abendstunden möglich? Kann mitgebrachtes Essen aufgewärmt oder sogar in der Wohnbereichsküche zubereitet werden? Wie bekomme ich meine gehbehinderte Mutter ins Auto, wenn ich einen Ausflug mit ihr machen möchte? Gibt es Möglichkeiten, in der Einrichtung zu übernachten? Die möglichen Spielräume werden von Angehörigen nur selten ausgeschöpft. Es ist gut, wenn Angehörige ermutigt werden, ein Stück des gewohnten Familienlebens in die Einrichtung zu bringen. Hilfreich kann auch ein regelmäßiger Gesprächskreis für Angehörige demenzkranker Personen sein.

Betreuungskontinuität

Pflege ist Beziehungsarbeit. Pflegeeinrichtungen tragen dem Rechnung, indem sie die Pflege nach einem Gruppen- oder Bezugspflegesystem organisieren. Diese Organisationsform ermöglicht, anders als die sogenannte Funktionspflege, dass eine Pflegefachperson den gesamten Prozess der Pflege bei einer Person steuert und überwacht und nicht nur einzelne Verrichtungen und Teilbereiche. In der Folge sind Verantwortlichkeiten klar definiert, und ergebnisorientiertes Arbeiten wird möglich. Allerdings existieren in der Praxis unterschiedliche Umsetzungstiefen. In der Regel bezieht sich die Verantwortlichkeit auf die Überwachung der Pflegedokumentation. Eine hohe Kontinuität in der Pflege festgelegter Bewohnergruppen im möglichst geringen Wechsel der Pflegepersonen ist aufgrund von Schichtdiensten, Ausfällen und einem hohen Anteil an ungelernten Kräften und Teilzeitstellen schwer zu verwirklichen. Dennoch empfinden Bewohner und Angehörige gerade diese hohe Betreuungskontinuität als sehr wertvoll. Darüber hinaus beweisen Studien den Wert einer hohen Kontinuität für die Qualität der Pflege. So ist beispielsweise nachgewiesen, dass demenzkranke Personen seltener an Mangelernährung leiden, wenn die Mahlzeitenunterstützung kontinuierlich durch wenige Personen erfolgt. Trotz der Schwierigkeiten in der Umsetzung sollte personelle Kontinuität daher ein Ziel im Rahmen der Dienstplangestaltung sein.

Literatur

Albrecht, Peter-Georg (1997): Leben im Altenheim: Zur Zufriedenheit Magdeburger Heimbewohnerinnen mit ihrer Lebenssituation; Verlag Peter Lang, Frankfurt am Main, Berlin, Bern, New York, Paris, Wien

Backes, Gertrud; Clemens, Wolfgang (1998): Lebensphase Alter, Eine Einführung in die sozialwissenschaftliche Altersforschung. Juventa Verlag, Weinheim, München

Baartmans, Paul (2002): Lebensqualität als Ergebniskriterium der Pflege bei chronischen Erkrankungen: Eine systematische Literaturstudie, in: PR-Internet 05/02; S. 47–52

Bauer; Büscher (2008): Soziale Ungleichheit und Pflege: Wiesbaden

Becker, Stefanie; Kaspar, Roman; Kruse, Andreas (2011): H.I.L.D.E.: Heidelberger Instrument zur Erfassung der Lebensqualität demenzkranker Menschen (H.I.L.D.E.); Verlag Hans Huber, Bern

Berghaus, Helmut C.; Bermond, Heike; Milz, Heike (Hrsg.) (2006): Bedürfnisse erkennen – Lebensqualität steigern. Vorträge und Arbeitskreise der 14. Tagung »Behinderung im Alter« 2005 an der Heilpädagogischen Fakultät der Universität zu Köln; Kuratorium Deutsche Altershilfe, Köln

Blinkert, Baldo; Klie, Thomas (2004): Solidarität in Gefahr, Pflegebereitschaft und Pflegebedarfsentwicklung im demographischen und sozialen Wandel, Die »Kassler Studie«; Vincentz Network, Hannover

Birnbaumer, N.; Frey, D.; Kuhl, J.; Schneider, W.; Schwarzer, J. (2005): Enzyklopädie der Psychologie; Band 1 Gesundheitspsychologie; Hogrefe; Göttingen

Bollnow, Otto Friedrich (2000): Mensch und Raum. Kohlhammer Verl., 9. Auflage, Stuttgart, Berlin, Köln

Bourdieu, Pierre et al. (1997): Das Elend der Welt, Zeugnisse und Diagnosen alltäglichen Leidens an der Gesellschaft; UVK Universitätsverlag Konstanz, Konstanz

Brandenburg, Andrea; Huber, Martin; Siegel, Siglinde; Wächter, Claudia (2005): Autonomie im Alter, Leben und Altwerden im Pflegeheim - Wie Pflegende die Autonomie von alten und pflegebedürftigen Menschen fördern; Schlütersche Verlagsgesellschaft, Hannover

Brandenburg, Hermann (Hrsg.) (2004): Altern in der modernen Gesellschaft, Interdisziplinäre Perspektiven für Pflege- und Sozialberufe; Schlütersche Verlagsgesellschaft, Hannover

Bullinger, M. (1997): Gesundheitsbezogene Lebensqualität und subjektive Gesundheit. Überblick über den Stand der Forschung zu einem neuen Evaluationskriterium in der Medizin. Psychotherap. Psychosom. med. Psychol., 47, 76–91

Bundesministerium für Familie, Senioren, Frauen und Jugend (2002): Vierter Bericht zur Lage der älteren Generation in der Bundesrepublik Deutschland: Risiken, Lebensqualität und Versorgung Hochaltriger – unter besonderer Berücksichtigung dementieller Erkrankungen und Stellungnahme der Bundesregierung; Berlin

Burisch, Matthias (2006): Das Burnout-Syndrom: Theorie der inneren Erschöpfung; Springer; Heidelberg; 3. überarb. Aufl.

Csikszentmihalyi, Mihaly (1999): Lebe gut! Wie Sie das Beste aus Ihrem Leben machen, Klett-Cotta; Stuttgart

Dallinger, Ursula; Schröter, Klaus R. (Hrsg.) (2002): Theoretische Beiträge zur Alternssoziologie; Leske + Budrich; Opladen

Deutsches Zentrum für Altersfragen (Hrsg.) (2002): Expertisen zum vierten Altenbericht der Bundesregierung: Band 1 Das hohe Alter – Konzepte, Forschungsfelder, Lebensqualität; Vincentz Verlag; Hannover

Dichter, Nikolaus Martin et al. (2012): Lebensqualität einschätzen und gezielt fördern, in: Pflegezeitschrift, Jg. 65, Heft 9

Dichter, Nikolaus Martin; Halek Martha (2011): Die Lebensqualität verbessern, in: Pflegen: Demenz, Heft 18, 2011

Elsbernd, Astrid; Allgeier, Christine; Lauffer-Spindler, Barbara (2010): Praxisstandards und Qualitätsindikatoren in der Pflege: Qualitätsinstrumente am Beispiel der stationären Altenhilfe; Jacobs Verlag, Düsseldorf

Emmons, Robert (2007): Vom Glück, dankbar zu sein: Eine Anleitung für den Alltag; Campus Verlag, Frankfurt/Main

Entzian, Hildegard; Giercke, Klaus Ingo; Klie, Thomas; Schmidt, Roland (Hrsg.) (2000): Soziale Gerontologie, Forschung und Praxisentwicklung im Pflegewesen und in der Altenarbeit; Mabuse-Verlag, Frankfurt am Main

Entzian, Hildegard (1999): Altenpflege zeigt Profil; Beltz-Verlag; Weinheim

Enzlberger, A. (1992): Soziale Netzwerke und Unterstützungsressourcen bei Bewohnern von Altenheimen. Zeitschrift für Gerontopsychologie und -psychiatrie 5, Heft 2: 71–85

Filipp, Sigrun-Heide; Ferring, Dieter (1992): Lebensqualität und das Problem ihrer Messung, in: Veröffentlichungen der Joachim Jungius Gesellschaft; Hamburg; 69; S. 89–109

Fischer, Thomas, Spahn, Claudia, Kovach, Christine (2007): Die Serial Trial Intervention (STI), in: Pflegezeitschrift 7/2007, Kohlhammer Stuttgart

Fliege, H.; Filipp, Heide-Sigrun (2000): Subjektive Theorien zu Glück und Lebensqualität – Ergebnisse explorativer Interviews mit 65–74jährigen; Zeitschrift für Gerontologie und Geriatrie; Steinkopf Verlag; Hamburg; 33; S. 307–313

Friebertshäuser, Barbara; Prengel, Annedore (Hrsg.) (2003): Handbuch Qualitative Forschungsmethoden in der Erziehungswissenschaft; Juventa Verlag, Weinheim, München

Frowein, Michael (2005): Konzept der Lebensqualität als umfassender Ansatz im Bereich der Wohneinrichtungen für Menschen mit seelischer Behinderung, in: Psych Pflege; Georg Thieme Verlag; Stuttgart; New York; 05/11; S. 154–159

Gebert, Alfred, J.; Kneubühler, Hans-Ulrich (2003): Qualitätsbeurteilung und Evaluation der Qualitätssicherung in Pflegeheimen: Plädoyer für ein gemeinsames Lernen; 2. überarb. und erg. Aufl.; Hans Huber; Bern, Göttingen, Toronto, Seattle

Gero & Care, (1997): News Letter, 7/97, Kuratorium Deutsche Altershilfe, Wilhelmine-Lübke-Stiftung e. V., Köln

Glatzer, Wolfgang; Zapf, Winfried (Hrsg.) (1984): Lebensqualität in der Bundesrepublik: objektive Lebensbedingungen und subjektives Wohlbefinden; Campus Verlag; Frankfurt/Main

Gilbert, Daniel (2006): Ins Glück stolpern: Über die Unvorhersehbarkeit dessen, was wir uns am meisten wünschen; Riemann; München

Gilbert, Paul; Choden (2013): Achtsames Mitgefühl: Ein kraftvoller Weg, das Leben zu verwandeln; Arbor Verlag; Freiburg

Gutensohn, Stefan (2002): Auflösung der Heime? Sollen die Heime aufgelöst oder die bestehenden Strukturen reformiert werden? Ein Diskussionsansatz, in: Heim und Pflege 3/2002; 72, 73

Goffman, Erving (1973): Asyle: Über die soziale Situation psychiatrischer Patienten und anderer Insassen; Suhrkamp; Frankfurt/Main

Häussler-Sczepan, Monika (1998): Möglichkeiten und Grenzen einer selbständigen Lebensführung in Einrichtungen: integrierter Gesamtbericht zur gleichnamigen Untersuchung; Kohlhammer Verlag; Stuttgart; Berlin; Köln

Hanson, Rick; Mendius, Richard (2010): Das Gehirn eines Buddha: Die angewandte Neurowissenschaft von Glück, Liebe und Weisheit, Arbor Verlag; Freiburg

Heidegger, Martin (1990): Vorträge und Aufsätze; Verlag Günther Neske; 6. Auflage; Pfullingen

Heinemann-Knoch, Marianne; Korte, Elke; Schönberger, Christine; Schwarz, Birgit (1999): Möglichkeiten und Grenzen selbständigen Lebens und Arbeitens in stationären Einrichtungen: Belastungskonfigurationen und Empfehlungen zur Weiterentwicklung der Hilfen: Ergebnisse von Fallstudien und Endbericht; Schriftenreihe des Bundesministeriums für Familie, Senioren, Frauen und Jugend, Band 147.3; Kohlhammer Verlag; Stuttgart; Berlin; Köln

Herrschbach, Peter (2002): Das »Zufriedenheitsparadox« in der Lebensqualitätsforschung: Wovon hängt unser Wohlbefinden ab? In: Psychother Psych Med; Georg Thieme Verlag; Stuttgart; New York; 52; S 141–150

Hurrelmann, Klaus (2003): Boomendes Erfolgsmodell – aber: Bewohner wie Pflegekräfte leiden am Heim, in: PR-InterNet 3/2003; 45, 46

Kaufmann, Franz-Xaver (2005): Schrumpfende Gesellschaft, Vom Bevölkerungsrückgang und seinen Folgen; Bundeszentrale für politische Bildung, Suhrkamp Verlag, Frankfurt am Main

Kilian, Reinhold (1995): Ist Lebensqualität messbar? Probleme der quantitativen und Möglichkeiten der qualitativen Erfassung von Lebensqualität in der Psychiatrie; Psychiat. Prax.; Gerorg Thieme Verlag; Stuttgart; New York; 22; S. 97–101

Kitwood, Tom (2004): Demenz: Der personzentrierte Ansatz im Umgang mit verwirrten Menschen; Verlag Hans Huber, Bern

Klie, Thomas; Stascheit, Ulrich (Hrsg.) (2003): Gesetze für Pflegeberufe: Gesetze, Verordnungen, Richtlinien; Nomos Verlagsgesellschaft; Baden-Baden

Koch-Straube, Ursula (1997): Fremde Welt Pflegeheim: eine ethnologische Studie; Verlag Hans Huber; Bern; Göttingen; Toronto; Seattle

Kreimer, Reinhard (2004): Altenpflege: menschlich, modern und kreativ: Grundlagen und Modelle einer zeitgemäßen Prävention, Rehabilitation und Pflege; Schlütersche; Hannover

Kruse, Andreas (Hrsg.) (1998): Psychosoziale Gerontologie, Jahrbuch der Medizinischen Psychologie 16, Band 2: Intervention; Hogrefe-Verlag, Göttingen, Bern, Toronto, Seattle

Kruse, Andreas; Wahl, Werner (Hrsg.) (1994): Altern und Wohnen im Heim: Endstation oder Lebensort? Verlag Hans Huber, Bern, Göttingen, Toronto, Seattle

Kruse, Andreas; Kröhn, Reiner; Langerhans, Gabriele; Schneider, Christel (1992): Konflikt- und Belastungssituationen in stationären Einrichtungen der Altenhilfe und Möglichkeiten ihrer Bewältigung. Studie im Auftrag des Bundesministeriums für Familie und Senioren; Schriftenreihe des Bundesministeriums für Familie und Senioren, Band 2. Kohlhammer Verlag, Stuttgart, Berlin, Köln

Kuhlmey, Adelheid et al. (2010): Wirksamkeit der deutschen Version der Serial Trial Intervention zur ursachebezogenen Reduktion von herausforderndem Verhalten bei Menschen mit Demenz (STI-D), Veröffentlichung der Charité Berlin

Kuratorium Deutsche Altershilfe (Hrsg.) (2008): »Wie geht es Ihnen?« – Konzepte und Materialien zur Einschätzung des Wohlbefindens von Menschen mit Demenz von der Bradford Dementia Group. Demenz-Service Heft 3, 2. Auflage

Lang, Alfred (2004): Gemeinschaft und Vereinsamung im strukturierten Raum: psychologische Architekturkritik am Beispiel Altersheim; Schweizerische Zeitschrift für Psychologie; 46; 277–289

Langer, Ellen J.; Rodin, Judith (1980): Langzeitwirkungen einer kontrollfördernden Intervention bei alten Menschen in: Herkner, Werner (Hrsg.): Attribution: Psychologie der Kausalität; Bern

Lyubomirsky, Sonja (2008): Glücklich sein: Warum Sie es in der Hand haben, zufrieden zu leben; Campus Verlag, Frankfurt/Main

Mayer, Hanna (2002): Einführung in die Pflegeforschung; Facultas Universitätsverlag, Wien

Mayer, Karl Ulrich; Baltes, Paul B. (Hrsg.) (1996): Die Berliner Altersstudie; Akademie Verlag; Berlin

Mayring, Philipp (2003): Qualitative Inhaltsanalyse: Grundlagen und Techniken; Beltz Verlag; Weinheim; Basel; 8. Aufl.

Meyer, Denise (1995): Lebensqualität im Alter: Eine Studie zur Erfassung der individuellen Lebensqualität von gesunden Älteren, von Patienten im Anfangsstadium einer Demenz und ihren Angehörigen; Peter Lang; Bern

Moers, Martin; Schiemann, Doris; Schnepp, Wilfried (Hrsg.) (1999): Pflegeforschung zum Erleben chronisch kranker und alter Menschen; Verlag Hans Huber, Bern, Göttingen, Toronto, Seattle

Morton, Ian (2002): Die Würde wahren: Personzentrierte Ansätze in der Betreuung von Menschen mit Demenz; Klett-Cotta, Stuttgart

Nerheim, Hjördis (2001): Die Wissenschaftlichkeit der Pflege; Verlag Hans Huber, Bern

Noll, Heinz-Herbert (Hrsg.) (1997): Sozialberichterstattung in Deutschland: Konzepte, Methoden und Ergebnisse für Lebensbereiche und Bevölkerungsgruppen; Juventa Verlag; Weinheim; München

Oppikofer, Sandra: Lebensqualität bei Demenz: Eine Bestandsaufnahme, Sichtung und Dokumentation bestehender Instrumente zur Messung von Lebensqualität bei Menschen mit schwerer Demenz, in: Züricher Schriften zur Gerontologie; Zürich; Nr. 5/2008

Oswald, Frank (1996): Hier bin ich zu Hause: zur Bedeutung des Wohnens: eine empirische Studie mit gesunden und gehbehinderten Älteren; Roderer Verlag; Regensburg

Pons Globalwörterbuch Lateinisch – Deutsch (1995): Klett; Stuttgart; 2. neubearb. Aufl.

Pukrop, R. (2003): Subjektive Lebensqualität. Kritische Betrachtung eines modernen Konstrukts; in: Der Nervenarzt; 74; 48–54

Rietmeyer, Jörg (2001): Die Logotherapie Viktor Frankls, Einführung in eine sinnzentrierte Psychotherapie; Profil Verlag, München, Wien

Saup, Winfried; Schröppel, Hildegard (1993): Wenn Altenheimbewohner selbst bestimmen können. Möglichkeiten und Grenzen der Interventionsgerontologie; Verlag für Gerontologie, 1. Auflage, Augsburg

Saup, Winfried (1990): Übersiedlung und Aufenthalt im Alten- und Pflegeheim; Augsburger Berichte zur Entwicklungspsychologie und Pädagogischen Psychologie; Universität Augsburg; Bericht Nr. 46

Saup, Winfried (1993): Alter und Umwelt, Eine Einführung in die Ökologische Gerontologie; Kohlhammer Verlag Stuttgart, Berlin, Köln

Schneekloth, Ulrich; Müller, Udo (1997): Hilfe- und Pflegebedürftige in Heimen, Endbericht zur Repräsentativerhebung im Forschungsprojekt »Möglichkeiten und Grenzen selbständiger Lebensführung in Einrichtungen«, Verlag Kohlhammer, 1. Auflage, Stuttgart, Berlin, Köln

Scholl, Armin (2003): Die Befragung: Sozialwissenschaftliche Methode und kommunikationswissenschaftliche Anwendung; UVK Verlagsgesellschaft; Konstanz

Schopp, Anja et al. (2001): Autonomie, Privatheit und die Umsetzung des Prinzips der ›informierten Zustimmung‹ im Zusammenhang mit pflegerischen Interventionen aus der Perspektive des älteren Menschen; Pflege 2001; 14; 29–37

Schumacher, J.; Reschke, K. (1993): Die Norm des Gesundseins – Lebensqualität und Kranksein. Referate und Berichte von der Tagung des Arbeitskreises Klinische Psychologie in Reha Kliniken im Berufsverband Deutscher Psychologen (BDP), Sektion Klinische Psychologie, 12. bis 14. März 1993, Bad Wildungen-Reinhardshausen 6: Klinische Psychologie in der Rehabilitationsklinik, S. 75f.

Schumacher, Jörg (Hrsg.) (2003): Diagnostische Verfahren zu Lebensqualität und Wohlbefinden; Hogrefe Verlag; Göttingen; Bern

Seligman, Martin E. P. (1975): Erlernte Hilflosigkeit; Belz Verlag, Weinheim und Basel, 1999

Smith, Pete (2013): Verlieren Demenzkranke ihre Persönlichkeit, in: Ärzte Zeitung; 3/2013

Stratmeyer, Peter (2002): Das patientenorientierte Krankenhaus: Eine Einführung in das System Krankenhaus und die Perspektive für die Kooperation zwischen Pflege und Medizin; Juventa Verlag; Weinheim; München

Universität Witten/Herdecke (2010): Sachbericht zum Projekt »Interdisziplinäre Implementierung von Instrumenten zur Versorgung von Menschen mit Demenz in Altenheimen«, Witten 2010, Download unter: http://www.uni-wh.de/fileadmin/¬ media/u/forschung/izvf/InDemA_Abschlussbericht_incl._Anhang_07.10.10.pdf

Verbraucherzentrale Baden-Württemberg (http://www.vz-bawue.de/UNIQ116453¬ 539120885/link5626A.html) (20.10.2006)

Wahl, Hans-Werner (1991): »Das kann ich allein!« Selbständigkeit im Alter: Chancen und Grenzen; Verlag Hans Huber; Bern; Göttingen; Toronto

Waller, Heiko (2002): Sozialmedizin, Grundlagen und Praxis; Verlag Kohlhammer, 5. Auflage, Stuttgart, Berlin, Köln

Weidner, Frank (1995): Professionelle Pflegepraxis und Gesundheitsförderung: eine empirische Untersuchung über Voraussetzungen und Perspektiven des beruflichen Handelns in der Krankenpflege; Mabuse-Verlag., Frankfurt am Main

Ziervogel, Anja (2003): Die Effektivität von Fortbildungen für Altenpflegekräfte zum Thema »Depression und Suizidalität«: Dissertation zum Erwerb des Doktorgrades der Humanbiologie an der Medizinischen Fakultät der Ludwig-Maximilians-Universität zu München; deposit.ddb.de/ep/dissonline/frontpool/970167245.htm

Zimber, Andreas; Weyerer, Siegfried (Hrsg.) (1999): Arbeitsbelastung in der Altenpflege; Hogrefe Verlag, Göttingen, Bern, Toronto, Seattle

153

Stichwortverzeichnis

Anhang 1: Strukturerhebungsbogen L.I.S.A.[©]

Wohnen

Nr.	Wohnen	Pkt.
1	Inwieweit vermitteln Architektur und Einrichtung Wohnlichkeit und Gemütlichkeit?	
2	Wie werden Bewohner in die Gestaltung ihres Wohn- und Lebensbereichs einbezogen? Bitte kurz beschreiben.	
3	Inwieweit ist Eigenmöblierung der Zimmer durch die Bewohner möglich? Gibt es hier Verbesserungspotenzial? Was kann getan werden?	
4	Erhalten Bewohner auf Wunsch einen Zimmerschlüssel?	
5	Sind die Kleiderschränke abschließbar, und erhalten Bewohner auf Wunsch die Schrankschlüssel?	
6	Wie kann im Doppelzimmer ein höheres Maß an Privat- und Intimsphäre erzielt werden?	
7	Gibt es Rückzugsmöglichkeiten außerhalb des Zimmers? Bitte kurz beschreiben.	
8	Gibt es für Bewohner einen Ort und die Möglichkeit, Gäste zu bewirten?	
9	Gibt es Gästezimmer für Angehörige?	
	Ergebnis	

Vorschlag für ein Veränderungsprojekt:

_____

_____

_____

_____

_____

_____

Selbständigkeit und Gesundheit

Nr.	Selbständigkeit und Gesundheit	Pkt.
1	Wie hoch ist die Fachkraftquote in Ihrer Einrichtung?	
2	Nach welchem Pflegeorganisationssystem arbeiten Sie? Bitte beschreiben.	
3	Nutzen Sie spezielle Assessment-Instrumente, um die Kompetenzen und pflegerischen Bedürfnisse der Bewohner einzuschätzen? Bitte benennen.	
4	Gibt es Konzepte, um die Mobilität oder Selbständigkeit von Bewohnern zu fördern oder zu erhalten? Bitte kurz beschreiben.	
5	Beschreiben Sie Ihre gesundheitsfördernden Angebote, etwa Gymnastik oder Sturzprophylaxe.	
6	Welche Fachärzte kommen regelmäßig in Ihre Einrichtung?	
7	Mit welchen Therapeuten kooperieren Sie?	
8	Wie gestalten Sie den Informationsaustausch mit den jeweiligen Therapeuten?	
9	Sind Beleuchtung und Böden auf Seh- und Hörbeeinträchtigungen der Bewohner abgestimmt (Tageslicht, Entspiegelung, Dämmung)? Bitte kurz beschreiben.	
	Ergebnis	

Vorschlag für ein Veränderungsprojekt:

_____

_____

_____

_____

_____

_____

_____

_____

_____

_____

_____

Autonomie

Nr.	Autonomie	Pkt.
1	Werden Bewohner an der Erstellung der Pflegeplanung aktiv beteiligt? In welcher Weise geschieht dies?	
2	Inwieweit können Bewohner ihren Tagesablauf flexibel gestalten?	
3	Wie lange können Bewohner abends aufbleiben?	
4	Gibt es Abendangebote? Wie oft und um welche Zeit?	
5	Zu welchen Zeiten finden die Mahlzeiten statt, besonders das Abendessen?	
6	Inwieweit haben Bewohner die Wahl, Mahlzeiten nach eigenem Wunsch im Zimmer, im Wohnbereich oder im Speisesaal einzunehmen?	
7	Auf welche Weise erfahren die einzelnen Bereiche etwas über die Wünsche und Bedürfnisse der Bewohner?	
8	Werden Menschen, die im Pflegerollstuhl sein müssen oder im Bett, ans Tageslicht/in den Garten/auf die Terrasse gebracht?	
9	Sind alle Orte im Haus und im Garten per Rollstuhl zu erreichen?	
	Ergebnis	

Vorschlag für ein Veränderungsprojekt:

_____

_____

_____

_____

_____

_____

_____

_____

_____

_____

_____

_____

Kontrolle

Nr.	Kontrolle	Pkt.
1	Wie gehen Sie damit um, wenn ein alter Mensch gegen seinen Willen in die Einrichtung einziehen soll? Welche Möglichkeiten haben Sie, die Person zu unterstützen?	
2	Verfügen Sie über ein Einzugskonzept? Bitte kurz beschreiben.	
3	Kommt es, abgesehen von Kurzzeitpflegeaufenthalten, vor, dass Bewohner wieder in ihre Häuslichkeit zurückkehren?	
4	Wie stärken sie die Kontrolle demenzkranker Personen?	
5	Wie erfahren Sie etwas über die Bedürfnisse von Bewohnern, die sich nicht äußern können? Bitte möglichst konkret beschreiben; am besten an einem Beispiel.	
6	Beschreiben Sie kurz Ihre Biografiearbeit.	
7	Auf welche Weise werden Informationen an Bewohner weitergegeben? Bitte kurz beschreiben.	
8	Werden Bewohner an der Gestaltung des Heimalltags aktiv beteiligt? Bitte kurz beschreiben.	
9	Wenden Sie freiheitsentziehende Maßnahmen an? Bitte Arten und Umfang beschreiben.	
	Ergebnis	

Vorschlag für ein Veränderungsprojekt:

_____

_____

_____

_____

_____

_____

_____

_____

_____

_____

_____

Aktivität

Nr.	Aktivität	Pkt.
1	Beschreiben Sie kurz Ihr Aktivitäten- und Beschäftigungsangebot.	
2	Gibt es individuelle Planungen im Betreuungsbereich? Wie sehen diese Planungen aus?	
3	Inwieweit integriert das Betreuungsangebot bezogen auf einzelne Bewohner gesundheitsbezogene Themen wie Gehtrainings oder das Üben anderer funktionaler oder kognitiver Fähigkeiten?	
4	Auf welche Weise werden bewohnerbezogene Informationen zwischen Pflege und Sozialer Betreuung und Hauswirtschaft ausgetauscht?	
5	Gibt es für Bewohner die Möglichkeit zur Mitarbeit? In welchen Bereichen?	
6	Welche Geschäfte sind im Haus oder leicht zu erreichen (Frisör, Café, Bank, Lebensmittelgeschäft)?	
7	Gibt es Aktivitäten-Angebote speziell für Männer?	
8	Gibt es in der Einrichtung Heimtiere?	
9	Inwieweit ist Tierhaltung für die Bewohner möglich?	
	Ergebnis	

Vorschlag für ein Veränderungsprojekt:

_____

_____

_____

_____

_____

_____

_____

_____

_____

_____

_____

161

Soziale Einbindung

Nr.	Soziale Einbindung	Pkt.
1	Liegt die Einrichtung im Zentrum der Gemeinde?	
2	Kommen Menschen in die Einrichtung, die keine Angehörigen dort haben? Warum?	
3	Welche Kontakte pflegt die Einrichtung mit dem Umfeld (Kirchengemeinde, Vereine, Kindergarten etc.)?	
4	Beschäftigen Sie ehrenamtliche Mitarbeiter? Was ist deren Aufgabe?	
5	Auf welche Weise fördern Sie Kontakte der Bewohner untereinander?	
6	Auf welche Weise beziehen Sie Angehörige oder Bezugspersonen in Ihre Arbeit mit Bewohnern ein? Bitte kurz beschreiben.	
7	Gibt es spezielle Angebote für Angehörige (Demenzgruppe, Beratungsangebote)? Bitte kurz beschreiben.	
8	Ist Ihnen Beziehungskontinuität in der Pflege wichtig? Wie gewährleisten Sie dies?	
9	Beschreiben Sie Ihre religiösen/spirituellen Angebote.	
Ergebnis		

Vorschlag für ein Veränderungsprojekt:

_____

_____

_____

_____

_____

_____

_____

_____

_____

_____

_____

Auswahl Veränderungsprojekt

Dimension	Vorschlag	Pkt.
Wohnen		
Selbständigkeit und Gesundheit		
Autonomie		
Kontrolle		
Aktivität		
Soziale Einbindung		
Ergebnis		

163

Anhang 2: Bewohnerinterview zum subjektiven Wohlbefinden L.I.S.A.©

Einleitung durch den Interviewer

- Interviewer stellt sich vor
- Vorstellung des Themas: ...
- Das Interview dauert etwa 20–45 min. Das kommt darauf an, wie viel Sie uns erzählen mögen und wie viel Ihnen zu unseren Fragen einfällt.
- Ich werde dieses Gespräch offen führen, d. h. ich stelle wenig Fragen, zu denen Sie alles sagen dürfen und sollen, was Ihnen dazu einfällt. Sie nehmen freiwillig teil, d. h. erzählen Sie nur das, was Sie auch wirklich erzählen wollen!
- Bei Aufnahme Einverständnis erfragen

Problemzentriertes Interview

- Was verstehen Sie unter Lebensqualität?
- Was war für Sie wichtig, um mit Ihrem Leben zufrieden zu sein, bevor Sie ins ... Heim eingezogen sind?
- Bitte erzählen Sie uns, unter welchen Umständen Sie ins ... Heim eingezogen sind.
- Was ist heute wichtig, damit Sie mit Ihrem Leben zufrieden sind?
- Was trägt das ... Heim dazu bei, dass Sie sich zufrieden fühlen?
- Was würden Sie sich von dem ... Heim noch wünschen, damit Sie sich zufrieden fühlen?
- Wenn Sie könnten – was würden Sie im ... Heim verändern?

Einschätzung der globalen Lebenszufriedenheit, Prioritäten

Wie zufrieden sind Sie mit Ihrem Leben insgesamt?

1	2	3	4	5	6	7	8	9	10

Wie wichtig ist für Sie:

Sich gesund zu fühlen?

1	2	3	4	5	6	7	8	9	10

An Veranstaltungen teilzunehmen?

1	2	3	4	5	6	7	8	9	10

Dinge selbst entscheiden zu können?

1	2	3	4	5	6	7	8	9	10

Ihre Familie, Freunde, Gesellschaft anderer?

1	2	3	4	5	6	7	8	9	10

Vielen Dank für das Gespräch!

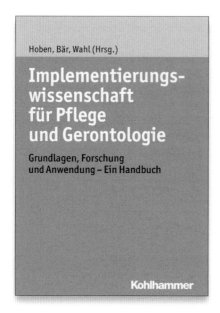

Matthias Hoben/Marion Bär
Hans-Werner Wahl (Hrsg.)

Implementierungswissenschaft für Pflege und Gerontologie

Grundlagen, Forschung und Anwendung – Ein Handbuch

*2015. 409 Seiten, 21 Abb.,
14 Tab. Kart. € 39,99
ISBN 978-3-17-022612-8*

Evidenzbasierte Neuerungen in pflegerischen und gerontologischen Praxissettings einzuführen ist eine komplexe Herausforderung. Insbesondere im deutschen Sprachraum ist dieses Thema bisher wissenschaftlich noch wenig bearbeitet worden. Das Buch gibt erstmals in deutscher Sprache einen Gesamteinblick in Konzepte, Theorien und empirische Befunde der internationalen Implementierungsforschung. Die Befunde werden vor dem Hintergrund der Pflege und Gerontologie diskutiert und mit zahlreichen Implementierungsbeispielen aus den beiden Disziplinen flankiert.

Dr. Matthias Hoben, MSc Gesundheits- und Pflegewissenschaft, Dipl.-Pflegewirt (FH), Krankenpfleger, Alberta (Kanada). **Dr. Marion Bär**, Dipl.-Gerontologin, Dipl.-Musiktherapeutin (FH), Heidelberg. **Prof. Dr. Hans-Werner Wahl**, Psychologische Alternsforschung, Universität Heidelberg.

Leseproben und weitere Informationen unter www.kohlhammer.de

W. Kohlhammer GmbH · 70549 Stuttgart
Fax 0711/7863 - 8430 · vertrieb@kohlhammer.de

Kohlhammer

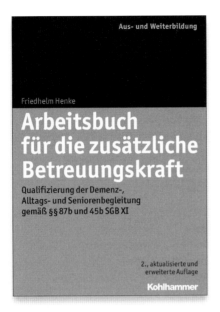

Friedhelm Henke

Arbeitsbuch für die zusätzliche Betreuungskraft

Qualifizierung der Demenz-, Alltags-
und Seniorenbegleitung gemäß
§§ 87b und 45b SGB XI

*2., aktualisierte u. erweiterte Auflage
2015. 140 Seiten, 28 Abb.,
Kart. € 22,99
ISBN 978-3-17-029743-2*

auch als
EBOOK

Dieses Arbeitsbuch ist abgestimmt auf die aktuellen Richtlinien der §§ 87b Abs. 3 und 45b SGB XI zur Betreuungsarbeit in stationären Pflegeeinrichtungen. Es beginnt mit dem Basiskurs. Diesem folgen Arbeitshilfen für das Betreuungspraktikum, der Aufbaukurs sowie der Fortbildungsnachweis. Die Aufgaben beziehen sich auf vorangestellte Lernsituationen zur individuellen Erstellung von weiteren Fallbeispielen. Beabsichtigt ist, die Arbeit mit Personen zu optimieren, die dauerhaft erheblich in ihrer Alltagskompetenz eingeschränkt sind. Den Betroffenen soll eine höhere Wertschätzung entgegengebracht werden. Neu in der 2. Auflage sind die Anpassung der Betreuungskräfte-Richtlinie, Hinweise zum Pflegestärkungsgesetz, zusätzliche Bastel- und Aktivierungsvorschläge sowie ein umfassendes Glossar zu allen Fachbegriffen. Sämtliche Lösungen zu den Aufgaben aus diesem Buch sind ebenso wie Arbeitshilfen und Nachweise für das vorgeschriebene Betreuungspraktikum sowie für die Fortbildungen über www.kohlhammer.de erhältlich.

Friedhelm Henke, Gesundheits- und Krankenpfleger, Lehrer für Pflegeberufe, Dozent und Fachautor in der Aus-, Fort- und Weiterbildung. Verfahrenspfleger nach dem Werdenfelser Weg und Multiplikator der Bundesregierung zur Entbürokratisierung der Pflegedokumentation.

Leseproben und weitere Informationen unter www.kohlhammer.de

W. Kohlhammer GmbH · 70549 Stuttgart
Fax 0711/7863 - 8430 · vertrieb@kohlhammer.de

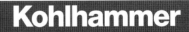

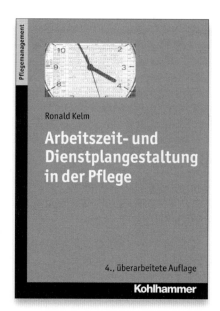

Ronald Kelm

Arbeitszeit- und Dienstplangestaltung in der Pflege

4., überarbeitete Auflage 2011
206 Seiten, 16 Abb., 32 Tab.
Kart. € 22,–
ISBN 978-3-17-021971-7

auch als
EBOOK

Die Missachtung von Arbeitszeitrecht und Tarifverträgen führt in Krankenhäusern und Pflegeeinrichtungen häufig zu Konflikten und Demotivation. Diesem Problem entgegenzuwirken stellt daher eine bedeutende Herausforderung für alle Pflegedienst- und Stationsleitungen dar. Vor diesem Hintergrund vermittelt der Autor auch in der 4. Auflage in bewährter Form zunächst das erforderliche rechtliche Basiswissen und behandelt dann umfassend und ausführlich die gesetzlichen und tariflichen Vorschriften zu Arbeitszeit, Arbeitszeitmodellen sowie Erholungsurlaub in ihren Auswirkungen auf die Dienstplangestaltung. Anhand zahlreicher Fall- und Berechnungsbeispiele zeigt der Autor dabei auf gut verständliche Weise, wie die Vorschriften in die Praxis umzusetzen sind. Ein weiteres Thema ist der Zusammenhang zwischen Dienstplan und Arbeitsorganisation.

Ronald Kelm, Krankenpfleger, ist Pflegedienstleiter und als Dozent in der beruflichen Weiterbildung tätig mit den Schwerpunkten Arbeits- und Tarifrecht sowie Arbeitszeit- und Dienstplangestaltung in der Pflege.

Leseproben und weitere Informationen unter www.kohlhammer.de

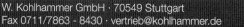

W. Kohlhammer GmbH · 70549 Stuttgart
Fax 0711/7863 - 8430 · vertrieb@kohlhammer.de

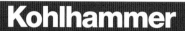